西洋医学が解明した

「痛み」が治せる漢方

井齋偉矢
Isai Hideya

a pilot of wisdom

はじめに

漢方は急性・慢性の「痛み」に効く

漢方というと、現代医学とはまったく異なる摩訶《まか》不思議な医術と思っている人も多いと思います。それはとりもなおさず、従来の漢方では、「陰陽五行説」に代表される東洋哲学の難しい理論を、伝家の宝刀として振りかざしてきたからにほかなりません。

そうした難解な理論を理解していないと、漢方薬を処方しても漢方治療をしたことにはならない、というのがこれまでの漢方界の見解でした。しかし、そんなことはありません。

現代において的確な漢方薬を処方するための理論は、現代医学に則《のっと》っていなければなりませんので、サイエンスである必要があります。サイエンスと言い切るためには、検証できなければいけませんし、再現性がなくてはなりません。ところが、古典的な漢方医学で使われているどの言葉を取りあげても、科学的にきちんと定義できません。「陰陽」とか「虚実」といっても、それらは漢方家の頭の中にあるだけで、数字や画像で示すことは不可能です。結果として、すべてたとえ話になってしまいます。「陰は月で、陽は太陽」という具合です。

このような説明だけでは、いつまで経っても漢方は医療界のマイノリティから抜け出せません。漢方薬の計り知れない可能性を考えると、じつにもったいないことです。

漢方薬は、西洋薬と同じように健康保険の適用が認められている薬であり、開発過程もほとんど同じです。西洋薬と異なるのは、薬剤の形が「少量の多成分」の集合体であることと、その多成分が一斉に、または時間差で身体に作用することによって、体内の複雑で動的なシステムが応答するところです。

本書の主題である「痛み」は、患者さんが医療機関を訪れる動機として、最も頻度の高い訴えのひとつです。とくに社会の高齢化が進んだことで、加齢による痛みを訴える人が増えているのが現状です。

厚生労働省が平成25年に行った国民生活基礎調査の概況では、通院者率の上位5つの傷病のうち、腰痛症が女性で第2位、男性で第4位、歯の病気が女性で第5位、男性で第3位となっています。また、有訴者率の上位5症状は、肩こりが女性で第1位、男性で第2位、腰痛が女性で第2位、男性で第1位、手足の関節痛が女性で第3位、男性で第5位、頭痛が女性で第5位でした。

ところが、平成22年に同省が発表した『今後の慢性の痛み対策について（提言）』では、「痛みは主観的な体験の表現であるために、客観的な評価が困難であり、標準的な評価法や診断法は未確立である。また、国内においては診療体制も十分整っていない」と述べられています。

確かに私たち医療者は、患者さんが痛みを訴えたときに、その痛みがどのようなものかは、自分の過去の痛みの記憶をもとに推測しているにすぎません。医療現場では、医師の体験の違いによって理解の仕方も変わってくるという、心もとない状況にあるわけです。

そもそも、痛みはどのようにして起こるのでしょうか。人は「痛い！」と感じるとき、ほぼ例外なく、痛いところに痛みの原因があると考えます。実際に急性期の痛みの場合には、組織が傷ついたところから痛みを起こさせる物質（発痛物質）が産生されます。ブラジキニン、セロトニン、ヒスタミン、アセチルコリンなどがそうです。

これらの発痛物質は、神経の末端にある〝痛み信号変換装置〟であるポリモーダル受容器を刺激し、そこで生み出された痛み信号が、脊髄《せきずい》から大脳皮質に伝わり、痛みとして認識されるしくみになっています。

こうした痛みに対して、現代医学では強力な痛み止めの薬が用意されています。非ステロイド性抗炎症薬（NSAIDs）と呼ばれる薬剤は、その代表選手です。

NSAIDsは、痛みを引き起こす物質をつくりだすシクロオキシゲナーゼという酵素を抑えこむことで、炎症の最終段階をブロックし、痛みを和らげます。「○○は痛みのもとをブロック！」というテレビコマーシャルのキャッチコピーは、痛み止めの作用をわかりやすく表現しています。

しかし、じつはこのような単純な図式は、急性の痛みにだけ該当するものであって、組織傷害が起こってから1カ月も過ぎますと、局所では何も起こっていません。発痛物質はすでに消えています。それにもかかわらず、痛みが続くときは、心理的なものを含めた、もっと複雑なメカニズムが働いていることが推測されます。

ですから、慢性的な痛みに対して、痛み止めを処方しても意味がありません。ところが現実には、効くはずのない痛み止めが、慢性の痛みに対して延々と投与されています。効果はないのに、それに代わる治療法を知らない医師が多いので、ずるずると処方され続けているのが現状です。

このような話をすると、医師が悪人のようなイメージになってしまいますが、決してそうではなく、医師のほうも慢性の痛みに対する特効薬がないので、痛み止めを出すしかないというのが実状です。

整形外科では、ＮＳＡＩＤｓが効かなかったり痛みが慢性化したりするとトラムセットやリリカのような強い鎮痛薬にシフトする傾向があります。しかし、結局そのような強い薬を使用しても、副作用ばかり増えて、慢性的な痛みは解決しません。整形外科の先生方も、行き詰まりを感じているケースが多いと思います。

西洋薬は基本的に、原因となるターゲットをピンポイントで攻撃する薬ですから、慢性の痛みのような複雑なしくみで発生する症状に対しては、まったくお手上げです。そこで、それに代わる治療法として、私が提唱しているのが「サイエンス漢方処方」です。

漢方薬はある意味、西洋薬より数段進んだ近未来的薬剤といっても過言ではなく、薬物療法のパラダイムシフトを起こす薬だと、私は確信しています。

それなのに、難解で摩訶不思議な理論が障壁となって、医療現場でなかなか普及しない現状がもどかしくてなりません。そこで私は15年前から、同じ考えを持つ医師らとともに、サイエンス漢方処方という考え方を提唱しています。

サイエンス漢方処方については本文で詳しくふれますが、古典的な漢方で使われている難解な、非科学的な理論は一切出てきません。あくまで、西洋医学と同じサイエンスの土俵のうえで、現代医学の言葉を使ってわかりやすく説明していきます。

本書ではまず、その大前提として、漢方薬が薬剤としてどのような特性を持っているかというところからお話を始めます。そして後半では、痛みが発生するメカニズムと、それに対する漢方薬の有効性、さらには痛みの症状別のサイエンス漢方処方を紹介します。

漢方薬は、現代人が悩んでいるさまざまな痛みの解消に役立ちます。しかも、個々の成分である化合物の量が非常に少ないために、効きすぎることがなく、副作用が少ないなど、安全性が担保されているのも大きな利点です。

西洋薬のように、単純に痛みをブロックするのではなく、身体の中で起こっている異常な状態を根底から正常に戻していくことで、結果的に痛みが消える、という流れで効果を発揮します。

痛みで辛《つら》い思いをされている方、また、痛みの治療で行き詰まっている医療者の方々にとっても、本書の内容が大きな突破口となることを願っています。

なお、中国の伝統薬は、正確には漢方薬ではなく「中薬」といいますが、本書では一般的な呼称である「漢方薬」で統一します。

目次

漢方薬は速効性のある薬
従来の漢方処方との最大の違い
漢方薬は「免疫賦活薬・抗炎症薬」
漢方薬は「微小循環障害改善薬」
漢方薬は「水分分布異常改善薬」
漢方薬は「熱産生薬」
漢方薬はサバイバルの必須アイテム

第4章　痛みと鎮痛薬の正体

痛みとは不快な感覚性・情動性の体験
急性の痛みと慢性の痛みはまったく性質が異なる
どこかを「ブロック」すれば痛みは止まるのか
トラムセットやリリカは救世主ではなかった
どうして慢性疼痛には痛み止めが効かないのか

第5章 漢方薬を使った痛み治療の実際

第6章　ここが知りたい漢方薬　Q&A

編集協力／小林みゆき　江渕眞人
図版作製／ＭＯＴＨＥＲ

第1章　漢方薬の薬剤としての正統性

なぜ漢方薬は冷遇されてきたか

『今日の治療薬』（南江堂）という医療従事者向けの本があります。この本は毎年出版されて、その中には、日本の健康保険で使うことが認められているほとんどの薬剤が記載されています。私の勤めている病院でも購入していますが、ひとつひとつの薬剤について、効能別に細かく適応症や副作用などが書かれていて、患者さんに薬を処方するときに非常に役立ちます。

ところが、この本の中で、薬効別に薬が紹介されている本文には、漢方薬はひとつも取りあげられていません。最後のほうの「その他」という項目に、しかも五十音順に記載されているだけです。薬効などの記載も、じつに簡素でおざなりです。

漢方薬は健康保険が使える薬剤で、きちんとした薬効もあるのに、どうしてこのような理不尽な扱いを受けなければならないのでしょうか。

漢方には、医療用と一般用の二種類があります。医療用の漢方製剤は、医師の処方せんが必要で、健康保険が適用されます。一方、一般の漢方製剤は、患者さんの自己負担で薬局などで購入でき、医師の処方せんは不要です。市販品類似薬という、湿布やうがい薬などと同じカテゴリーに分類されています。

しばしば漢方薬を保険で使えないようにしようとする動きが、厚生労働省や財務省から出てきますが、漢方薬が冷遇されている最大の要因は、漢方薬が薬価収載されたときのプロセスにあります。

厚生労働省が薬を承認するときは、「治験」と呼ばれる3つの試験をクリアしていることが原則とされています。第Ⅰ相《そう》試験、第Ⅱ相試験、第Ⅲ相試験と呼ばれるものです。

第Ⅰ相試験は、健康なボランティアの人を対象として、主に治験薬の安全性および薬物の体内動態（薬物を投与したときの吸収・分布・代謝・排泄《はいせつ》までの動き）を確認する試験です。簡単にいうと、薬物の毒性を調べることを目的としています。

第Ⅱ相試験では、今度は病気の患者さん（少数）に対して、第Ⅰ相試験で安全性が確認された治験薬を投与し、その安全性や投与法、用量が決められます。

次に第Ⅲ相試験では、多数の患者さんに投与して、今まで承認された薬よりも有効で安全であるかどうかを二重盲検法などを使って調べます。

ところが、漢方薬はこれらの手順を踏まずに、きわめて異例な形で健康保険が使える薬剤になりました。

漢方薬が初めて薬価収載されたのは１９６７年のことです。当時、日本医師会会長を務めていた武見太郎氏は、漢方医ではないものの、明治政府が日本の伝統的医学を抑圧してきたことを好ましいとは考えていなかったので、漢方薬に保険を適用することには「反対しない」という態度をとりました。その結果、厚生省（当時）は反対しましたが、治験を行わず、文献上の資料だけをもとに、漢方薬に保険が適用されることになりました。このときの厚生省の遺恨が、今日に至るまでずっと尾を引いていると思われます。

漢方薬が保険の適用外となったら医療に大きな支障が出る

漢方薬が薬価収載される過程で、手続き上の問題があったことは確かですが、そのことが漢方薬の薬剤としての質を否定するものではありません。

ところが、先に述べたように、２００９年には、厚労省から漢方薬を保険適用から外すという話が出ました。これに対しては、日本東洋医学会などの４つの団体が反対の署名活動を行い、わずか3週間で92万人余りの署名が集まったことから、事なきを得たのですが、２０１５年になって今度は財務省から保険外しの話が出てきました。漢方薬は薬局・薬店でも購入できるのだから、医療機関で処方する必要性はないだろうというわけです。

しかし実際のところ、漢方薬が保険の適用外となったら、現代の医療に大きな支障が出てきます。たとえば外科では、手術のあとの腸閉塞《へいそく》対策に、大建中湯《だいけんちゅうとう》という漢方薬が当たり前のように使われています。また、脳神経外科では、脳浮腫《ふしゅ》の治療に使える薬として、漢方薬の五苓散《ごれいさん》が重宝されています。つまり、医療現場では、すでに漢方薬はなくてはならない薬になっているのです。

これからお話ししていく「痛み」の治療にも、漢方薬が欠かせません。西洋薬は痛みに対して、基本的に痛み止めしか持ち合わせていませんが、漢方薬の中には根本的な治療に役立つものがいくつもあります。

このような重要な薬を保険から外すなど、とんでもない話です。

漢方薬が不当な扱いを受ける背景には、古典的な漢方理論に固執し、漢方薬を世の中に広く普及させようという努力をしてこなかった漢方界にも責任があります。

漢方薬を正当に評価してもらうためには、西洋薬と同じサイエンスに則って話をする必要があります。そこで、まずは薬剤としての漢方薬の〝質〟から検証していくことにしましょう。

数千年前に治験薬の「第Ⅰ相試験」は終了していた

漢方薬は薬価収載される際、第Ⅰ～Ⅲ相試験を実施しなかったことは前記しました。

しかし、中国で漢方薬がつくられた歴史を振り返りますと、すでに数千年前に第Ⅰ～Ⅲ相試験をクリアしていることがわかります。ここはとても大事なところなので、順に詳しく説明していきます。

現在、日本で漢方薬と呼ばれている薬剤は、そのルーツを辿《たど》れば、おそらく古代インドの伝統的医学であるアーユルベーダを起源としており、古代インドから薬草を使う治療法が古代中国に伝えられ、花開いたものと考えられます。

漢方薬の中には、動物性のものや鉱物を原料としたものも一部ありますが、現在でも植物由来の薬草といわれるものが大半を占めています。

同じ植物でも、普段食用にしているものには、長期間食べることで身体を害するような物質は、基本的に含まれていません。ですから、毎日安心して食べられますし、それを食べることで栄養を補い、病気になりにくい丈夫な身体をつくることができます。

しかし、食用の植物は、いざ病気になったときには、薬剤として働いてはくれません。ごはん（米飯）を食べて治る病気などありません。

身体になんらかの抗病反応（病気を退ける反応）を起こさせるには、植物に若干の毒気が必要となります。少量の毒気が入ることによって、身体は危険を察知して、抗病反応のレベルを上げると考えられます。

もちろん、あまり毒気が多いと、毒そのもので身体がやられてしまいますので、身体に害を及ぼさずに抗病反応のレベルを引きあげるという、絶妙な量の毒気を含む植物だけが薬草となります。

そこで中国では、気の遠くなるような長い歳月をかけて、あらゆる植物を人間が実際に食しながら毒性の強いものを除外し、薬草になる植物だけをまとめた本を作成しました。それが1～2世紀に編纂《へんさん》された『神農本草経《しんのうほんぞうきょう》』です。「本草」とは、東洋医学で薬の原料となる薬用植物を意味します。

『神農本草経』には、神農という伝説の人物が山の中を歩き回り、いろいろな植物を口にして、自分の身体で試しながら、薬として使えるものを見つけていったと記載されています。もちろん、これはあくまで伝説で、実際には神農は一人ではなく、多くの人たちが身体を張って試した結果、犠牲者も多数出たとは思われますが、そのおかげで薬草という植物分類学上のカテゴリーができあがりました。

これはまさに現代の第I相試験に相当します。つまり、今から2000年くらい前にすでに薬草に関する第I相試験は終了していたのです。

漢方薬が民間薬やハーブ療法と大きく異なる点

薬草を使う治療法は、中国に限らず、およそ植物が生える土地では、世界中で古くから行われてきました。

日本でも民間療法として、下痢止めにはゲンノショウコ、腫《は》れものにはジュウヤク（ドクダミ）、食欲増進にはセンブリ、といった具合に使われており、これらは日本の三大薬草と呼ばれています。また、ヨーロッパのハーブ療法も、薬用植物を使った治療法としてよく知られています。

いずれの場合も、基本的にひとつの症状に対して1種類の薬草しか使いません。一方、中国では、複数の薬草（生薬）を組み合わせて漢方薬をつくったところに、大きな価値があります。

1種類の薬草では、薬剤としての効果は不安定で、薬剤としての信頼度も高くありません。中国でも、最初は1種類の薬草を使っていたと思われますが、いつの時代か、2種類の薬草をまぜ合わせると、ごく稀《まれ》に非常に薬効の鋭い薬剤ができあがるという事象を発見しました。しかも、驚くことにその薬効は、2種類の薬草の効果を単純に足し算したものではなかったのです。

例をあげますと、芍薬《しゃくやく》という薬草と、甘草《かんぞう》という薬草を、ある割合、ある調合法、ある煎《せん》じ方でまぜ合わせると、芍薬甘草湯という漢方薬ができあがります。

芍薬甘草湯は、こむら返りを5、6分で治す、大変切れ味の鋭い薬ですが、じつは芍薬にも甘草にもそうした働きはありません。また、ふたつを同時に摂取しても、配合量や煎じ方などが適切でないと、こむら返りに対する効果は得られないのです。

有機化学にも、新しい物質をつくるときに、既存の化合物を加えることで、全体の性質が変わってしまうことを見つけていくプロセスがあります。それに近いものが、漢方薬にもあるのです。

こうした発見から、漢方薬は、ほかの民間薬やハーブとは一線を画す薬剤として非常に質の高いものとなっていきました。

治験薬の「第Ⅱ、Ⅲ相試験」も行われていた

2種類の薬草をまぜたときに、稀に鋭い薬効を示す漢方薬ができたのなら、当然、もう1種類まぜたらどうなるか、さらにもう1種類まぜたらどうなるか、と追究していきたくなるのが道理です。そうやって、どういう組み合わせが最も身体の応答を引き出すうえで有効かということを、ひたすら探究してきたのが、漢方の歴史といえます。

昔は、細菌やウイルスなどの存在も知られていなかったので、西洋薬のように敵を攻撃するというアプローチはあり得ませんでした。とにかく、身体のシステムを正常化して、

病気に対抗できるようにする、というコンセプトしかなかったわけです。

そのようにして、今から約2000年前までの間に、5種類くらいまでの生薬をいろいろまぜ合わせて、まったく違う性質のものができあがるという経験を繰り返しながら、たくさんの処方ができあがりました。

すると今度は、広大な中国の中でできあがったさまざまな処方のうち、どの処方が最も薬効があるかを確かめるために、決められた方法に則って処方を比較検討する臨床試験が今から1500年前ごろに始まりました。

こうして200〜300年にわたる壮大な臨床研究が行われ、その結果を集約したのが、漢方薬の史上初の治療マニュアルである『傷寒論《しょうかんろん》』です。これは、後漢末200年ごろに張仲景《ちょうちゅうけい》が編纂したものとされていますが、和漢診療学の創始者である寺澤捷年《かつとし》先生は論文（「『傷寒論』の成立とその特異性」）の中で次のような推論を述べておられます。

「これだけの系統的な記述を行うことは一世代の一個人の臨床経験では為し得ないことは容易に理解される」

「それでは何世代あるいは同時期の多人数での経験をどのように集約できるだろうか。筆者は継代的に治療経験を蓄積する『学統』が存在し、いわば『標準フォーマット（筆者注：ある決まった形式や書式のこと）』に準拠した経験の蓄積が存在したものと推論したい。（中略）紀元前に活躍した淳于意《じゅんうい》は『診籍』と称するカルテに相当するものを記したとされていることから、文字による継代が行われたと考えても何ら不自然ではない」

とても興味深いお話だと思いました。つまり、これが現代の第Ⅱ、Ⅲ相試験に相当し、そこから得られた結果をもとに、前出の『傷寒論』が完成したと考えられます。『傷寒論』の処方は約1800年の時を超え、現代でもそのまま用いられています。『傷寒論』の時代の漢方薬の完成度がいかに高かったかがわかります。

日本の最大のヒットはエキス剤

漢方薬が日本に伝えられたのは、5、6世紀ごろといわれています。

以後、日本の漢方は、中国とは異なる発展を遂げてきたという人もいますが、先に述べたように現代でも漢方薬の処方は『傷寒論』を基本としています。かぜ薬として一般によく知られる葛根湯《かっこんとう》も、約1800年前と同じ処方です。せいぜい、日本独自の漢方薬の運用法を見出したというくらいでしょう。

本当の意味で、日本独自と言えるものがあるとすれば、それはエキス剤の発明です。漢方薬には、大きく分けて「煎じ薬」と「エキス剤」があります。煎じ薬は乾燥などの調整を経た生薬を主に水と一緒に煮て、その上澄みを水薬として服用します。この他の剤型としては粉末にする散剤やはちみつで固める丸薬などがあります。煎じ薬では香りにも薬効があるといわれています。しかし、煎じるプロセスが非常に面倒ですので、忙しい現代人には向いていないと思います。エキス剤はちょうどインスタントコーヒーのようなもので、次のようなプロセスで製造されます。

まず、生薬を抽出に適した大きさに切裁（切裁工程）し、漢方処方に調合した切裁生薬を沸騰した熱水で抽出します（抽出工程）。抽出の終わった生薬を、今度は遠心分離方式で抽出液から分離（固液分離工程）し、乾燥に先立って抽出液中の水を除去します（濃縮工程）。その後、噴霧乾燥によって液体を微粒化します。

微粒化したエキス剤は、製薬会社によって、エキス顆粒《かりゅう》、細粒、カプセル、錠剤などにつくりかえられます。

歴史的には小太郎漢方製薬株式会社が、１９５７年に漢方エキス剤（35処方）を日本で初めて販売し、１９６７年には業界で初めて６品目（薏苡仁《よくいにん》、葛根湯、当帰芍薬散料《とうきしゃくやくさんりょう》など）が薬価収載されました。

現在では、健康保険が適用される医療用漢方製剤として、18社が製造する１４８処方が薬価収載され、医療機関で処方できるようになっています。

エキス剤は、煎じる手間がかからないうえ、携帯に便利で、服用しやすく、長期にわたる保存も可能です。さらに、エキス剤の開発によって、安定した品質と一定した効果を担保できるようになったことも、漢方薬の薬剤としての質を高めました。

アメリカの食品医薬品局が漢方薬を薬として認めた

エキス剤の成分が一定であることにより、「ツムラ大建中湯」がアメリカ食品医薬品局（ＦＤＡ）の認可を受けて、２０１１年からアメリカで大規模な臨床試験（二重盲検試験）

が実施されています。

大建中湯は、ツムラが初めて米国上市を目指す主力製品ですが、２０１６年度には手術後の癒着などによる腸閉塞である術後イレウス治療薬として米ＦＤＡに申請し、早ければ17年にも米国市場に投入するようです。

手術後に起こりやすい腸閉塞に対する効果などを検証するものですが、伝統薬というカテゴリーではなく、ふつうの薬剤として認められて臨床試験が行われています。これはエキス剤でなければ成し得なかったことです。

中国では、患者さんに最も相応《ふさわ》しい薬剤を提供するというコンセプトで、患者さんごとに違う生薬の組み合わせで処方を行っていますが、このようなやり方では、処方された薬剤は常に成分が違うことになりますので、永久に臨床研究はできません。つまり、本当に効くということを検証することは不可能です。

アメリカで臨床試験を行うためには、漢方薬をれっきとした薬剤として認めてもらう必要があります。

これまで頑として合剤（複数の成分で構成される薬）を薬として認めなかったＦＤＡが、

大建中湯を薬剤として認めた理由について、国立がん研究センター研究所がん患者病態生理研究分野の上園保仁《やすひと》分野長が、医療従事者専門サイト「m3.com」の中で述べている部分を引用します。

「FDAにこういう治験が受け入れられるのにはちゃんと理由があります。大建中湯とは何だ、中に何が入っているのだという問いに対し、『山椒と人参とショウガです』と言っても、米国では通用しないのです。（中略）

山椒の何、人参の何、ショウガの何という成分が効いているのか、ということを明らかにしないと認められません。そして、それらの成分が血中に入るのか、腸管側から効くのか、それとも血中に吸収された後、血流に乗って色々なところにいくのか、代謝はどうなのかというようなことを、しっかり試験しなければダメだと言われました。

成分の吸収試験を行うと、山椒は大建中湯服薬後10—15秒ぐらいで主成分サンショールがすぐに血中に入ること、またショウガの成分ジンゲロールは、約15分で血中に入ることが分かりました。山椒は飲んだら即、ショウガは徐々に血中に入っていくことが分かったわけです。一方、人参は血中には入らないことが分かりました。人参は腸管側から作用しているのだろうということが分かったのです。（中略）腸にあるこれらの受容体に大建中湯の成分がくっつくと、腸管が動くということが分かりました。研究が進めば新たな治療薬の開発につながる可能性もあります。山椒だけが薬になれば、それはそれで良いことなのですが、実は大建中湯のように三者が一緒にならないとなかなか腸管は動かないというのが基礎研究データで分かってきました」

日本で独自に開発された漢方薬のエキス剤は、成分が一定であるという点で、西洋薬ではふつうに行われている臨床研究が行えるという大きなアドバンテージを得たわけです。これは歴史的な快挙です。

ちなみに、同じエキス剤であっても、会社によって漢方薬の内容（成分量）が微妙に違います。そのため、医療機関で処方される漢方薬は、すべて方剤名の上に会社の名前がついています。大建中湯であれば、「ツムラ大建中湯」「コタロー大建中湯」「ＪＰＳ－30大建中湯」という具合です。

このうち、アメリカの臨床試験で使用されているのは、ツムラ大建中湯です。

それぞれ漢方薬の中身が異なるわけですから、当然、会社によって効果にも多少の違いがあります。医師により処方が異なるのはそのためです。

大建中湯のアメリカでの臨床試験が成功しますと、ほかの漢方エキス製剤でも、アメリカで次々に臨床研究の始まることが予想されます。漢方薬の薬剤としての特異性と有用性が、理解されて、臨床の現場で使われるようになれば、ここを突破口として、漢方薬がアメリカ以外の欧米諸国でも使われるようになるでしょう。そして、日本の医療界での再評価も高まるはずです。世界の治療体系に革命をもたらすことは間違いないと確信しています。

第2章　漢方薬と西洋薬は構造と作用が違う

1種類の化合物が一定量以上含まれているのが西洋薬の原則

漢方薬は、薬剤としての信頼度が高く、非常に完成度が高いことは、第1章でお話ししました。しかし、西洋薬と比較したときに、その構造や薬の効き方も、西洋薬と同じと考えていいのかという疑問を持つ方もおられるでしょう。

西洋薬は、基本的に1種類の化合物を主成分とします。たとえば、降圧薬として知られるブロプレス錠（武田薬品工業）は、カンデサルタン・シレキセチル（持続性アンジオテンシンⅡ受容体拮抗剤）という1種類の化合物でつくられています。

最近は、このカンデサルタン・シレキセチルとコレステロール低下薬（スタチン）を組み合わせたものなど、西洋薬の中にも合剤が登場しています。

しかし、西洋薬の合剤は、あくまで患者さんの飲みやすさや、飲み忘れ防止、経済的負担の軽減などを主な目的として開発されたものです。漢方薬のようにふたつを組み合わせたからといって、別の薬効が生まれるといったことはありません。合剤を飲んだときの効果は、1＋1が2になるだけですから、西洋薬は1種類の化合物でできている、という原則はそのままです。

また、西洋薬には、1種類の化合物が〝ある程度の量〟含まれています。言い方を変えると、ある程度の量が含まれていないと、薬としての作用はないというのが、現代薬理学の常識です。

右記のブロプレス錠でいえば、1錠にカンデサルタン・シレキセチルを2㎎、4㎎、8㎎、12㎎含む4種類の錠剤が用意されています。

このように、西洋薬にはある程度の量の化合物が含まれていますので、どの臓器にどのくらいの量が到達するか、血液中にはどのくらいの濃度が流れていて、それが時間とともに肝臓や腎臓で代謝されて血中濃度がどのように減っていくのか、といったことを容易に調べることができます。

つまり、薬の性質や安全性を把握しやすいのです。一方、漢方薬の構造は、こうした西洋薬の基準からは大きく外れています。

漢方薬は少量の化合物の集合体なのに効果を発揮

漢方薬はたくさんの化合物の集合体です。少なくとも数十種類、多いものでは100種類以上になるでしょう。あまりにも種類が多いので、従来の薬理学的解析法では、身体の中で薬の成分がどのように働いているかをうまく捉《とら》えられません。

しかも、ひとつひとつの化合物は量が少なく、前述のカンデサルタン・シレキセチル（ブロプレス）と比べると、10分の1から100分の1くらいのレベルです。こちらは、あまりにも量が少ないので、このような少量の化合物がたくさん集まったとしても、西洋医学の薬理学の常識に照らしますと、「漢方薬は薬ではない！」ということになります。

しかし、漢方薬には〝薬効〟としか考えられない作用があります。第1章で紹介した芍薬甘草湯《しゃくやくかんぞうとう》は、こむら返りを5、6分で解消する力がありますが、漢方医は異口同音に、その有効率が100％に近いと言います。

大垣市民病院の熊田卓先生らは、臨床的に肝硬変症と診断された患者のうち、観察期間に週2回以上（2週間で4回以上）の筋けいれんの症状がある20歳以上70歳以下の患者12

6名を対象に、芍薬甘草湯とプラセボ（偽薬）の効果を詳細に比べました。その結果、筋けいれん回数改善度の比較では、「改善」以上の改善率が芍薬甘草湯群で67・3％であり、プラセボ群の37・5％に比べて有意に優れていたと報告しています（「TJ－68ツムラ芍薬甘草湯の筋痙攣（肝硬変に伴うもの）に対するプラセボ対照二重盲検群間比較試験」）。

これらの事実に対して「芍薬甘草湯の効果はプラセボ効果だ！　インチキだ！」と断言できる人はいないでしょう。

そもそも、漢方薬のことをよく知らない医師でも、こむら返りに対する効果はご存じの方が多いと思います。日常の診療には使っていないけれども、ご自身がゴルフに出かけるときなど、こむら返りがいつ起こっても大丈夫なように、芍薬甘草湯を常備している人は結構いらっしゃると聞いています。

西洋薬と形が異なるからといって、「それは薬ではない」と頭から否定するのではなく、どうしてこのような少量の化合物がたくさん集まると、明らかな薬効を発揮するのか、そのメカニズムを考えるほうが賢明でしょう。

漢方薬の効果のメカニズムについて従来の漢方家の説明方法は、漢方薬に配合されているひとつひとつの生薬の働きから説明される場合がほとんどです。たとえば、「葛根湯《かっこんとう》には生姜《しょうきょう》と呼ばれるショウガを乾燥させた生薬が入っている。だから、葛根湯を飲むと身体が温まる」といった感じです。

しかし実際のところ、葛根湯の成分を分析しても、ショウガの原型はもはやなく、まして身体の中でショウガが再合成されることなどあり得ません。ですから、その説明は理論的に破綻《はたん》しています。

いくら漢方薬の構成生薬や漢方薬に多く含まれる化合物に注目した研究を積み重ねても、どんどん泥沼にはまっていくだけで、結局漢方薬の本質は明らかになりません。

では、いったいどのようなメカニズムで、漢方薬は効果を発揮するのでしょうか。

この命題は、私にとって難問でした。困ったときには根本的なところに遡《さかのぼ》るのもひとつの方法です。そこで、そもそも「薬が効く」とはどういうことなのだろうかというところまで遡ってみました。

本当に「薬は効く」のか

健康というのは、身体の中で何も起こっていない平和な状況ではありません。私たちの身体は絶えず内外からのさまざまな攻撃因子にさらされていて、そのつどうまく対応しながら生命を維持しています。

病気になるということは、そうした健康を維持するための身体のシステムが、なんらかの変調を来していることを意味します。それを治すときに、私たちは薬を使うわけです。とすると、やはり「薬は効く」のでしょうか。

「薬が効く」というフレーズには、もともと化合物という、モノにしかすぎない薬を擬人化して、あたかも病気の元凶という悪魔に対し、薬というモノがコツコツと地道に攻撃を加えた結果、悪魔が「参った！」と言って、どこかに逃げ去っていくというイメージがあるように思えます。

たとえば、降圧薬を高血圧症の患者さんに投与しますと、多くの場合、血圧は下がります。結果として下がっているから、降圧薬が下げているように思えますが、本当に降圧薬が血圧を下げているのでしょうか。

私は、言葉は悪いのですが、降圧薬というモノごときが、患者さんの血圧を下げられるはずはないと考えました。人間の身体にはもともと、血圧を調整する能力が備わっています。ですから、高血圧というのは、意識的ではないにせよ、自分自身で血圧を上げているわけで、自分で上げてしまった血圧なら、元に戻すこともできるだろうと思ったのです。

実際に、ある程度の量の降圧薬を高血圧の患者さんに投与すると、降圧薬は身体の中に存在する特定の受容体に結合します。すると、患者さん自身がもともと持っている降圧システムのスイッチが入り、自然に血圧が下がっていきます。つまり、患者さんの身体が、自分で血圧を下げていくのです。

こうしたことから、降圧薬は、患者さんが自分で血圧を下げるという「応答（反応）」を引き出す引き金にすぎないことがわかります。同じことは、どのような薬にも当てはまると思います。

漢方薬を飲んだときも、基本的には同じです。身体の中には、漢方薬に含まれる生薬にそれぞれ対応するスイッチ（受容体）があって、そのスイッチが押されることで、身体はシステムの変調を正常に戻していくと考えられます。

つまり、身体が刺激されることによって応答が引き出されるという構図は、西洋薬でも漢方薬でも同じということです。

西洋薬と漢方薬は「引き金」にすぎないという点では同じ

こう考えてみますと、西洋薬と漢方薬の違いは、身体に対する刺激の強さの違いと、引き出される応答の種類の違いであることが推測されます。

西洋薬は、ある程度の量の化合物で一箇所の作用点をドーンと刺激します。すると、ある決まった応答が得られます。一般的には化合物と応答は一対一の対応をします。降圧薬で血圧が下がったり、スタチン系製剤（肝臓内のＨＭＧ－ＣｏＡ還元酵素を阻害し、ＬＤＬコレステロールの合成を抑制する働きがある）でＬＤＬコレステロール値が下がったり、ＮＳＡＩＤｓで急性期の痛みが軽減したりすることが、その例です。

これに対して、漢方薬は超多成分であり、なおかつ個々の化合物の量が非常に少ないので、漢方薬を服用したときには、西洋薬のようにひとつのスイッチをドーンと押すのではなく、たくさんの化合物が、それぞれの作用点を軽いタッチでタタタタと刺激することになります。その結果、非常に複雑でしかも動的なシステム（炎症、微小循環、水分分布、熱産生）が応答します。この4つのシステムについては後でくわしく説明します。

このとき、どの成分が、どのスイッチを押しているのかは、成分が多すぎるため、よくわかっていません。しかし、その点を解明する必要はないと思っています。個々の成分が何をしているかということをいくら積み重ねても、身体が全体として示す応答を説明することはできないからです。

ひとつひとつの成分を分析するのではなく、それがまとまって身体に入ったときに、応答としてどういうものが出てくるのかという方向でみていくほうが現実的です。

現在、イギリスのオックスフォード大学では、芍薬甘草湯の作用機序についての研究が進められています。この場合も、個々の生薬を調べるのではなく、芍薬甘草湯を摂取したときの体内動態を、スーパーコンピュータを使って、数学や推計学、統計学などを駆使して解明に当たっています。

スーパーコンピュータで作成した人体の数値モデルを使うと、漢方薬が身体に入っていろいろな作用点を刺激したときに、身体がどのように応答するかということを調べることができます。このような大がかりな方法を用いなければ、漢方薬の効果のしくみを解明することはできません。

漢方薬を処方したり、自分で飲んだりしている人はわかると思いますが、たとえば芍薬甘草湯を飲むと、ぐっと緊張している筋肉が、ふわっとほどけるという反応が、体内のいろんなところに出てきます。こむら返りの人はふくらはぎがゆるみ、尿管結石の人は尿管がゆるみます。そのようにして、ひとつの応答として返ってくるのです。

このような研究方法が、漢方薬を理解するうえでは近道になると、私は思っています。

西洋薬は決して万能ではない

さて、ここまで、漢方薬と西洋薬を比較してその違いを検討してきましたが、ここであらためて西洋薬の限界というものについて話を整理しておくことにしましょう。

現代医学の治療は、原因療法と対症療法のふたつに分けられますが、西洋薬はこのふたつの治療には非常に有効とされています。

原因療法からみていきますと、西洋薬はターゲットをピンポイントで攻撃する薬ですから、たとえば、病気の原因となる病原菌がはっきりしている感染症に対しては、抗菌薬の投与で細菌の増殖を速やかに抑えこむことができます。

しかし、こうした西洋薬による原因療法には、大きな落とし穴があります。たとえば、高齢者に多くみられる市中肺炎（日常生活の中で発症する肺炎）に対して、抗菌薬を投与すれば細菌は抑えこめますが、細菌感染によって生じた炎症を抑える西洋薬はありません。つまり、抗菌薬の投与は、肺炎そのものの解決につながっていないわけです。

ですから、抗菌薬を投与しても肺炎が治らないケースもあります。一方で、抗菌薬の投与だけで、肺炎が治る患者さんもいます。

両者の差はどこにあるかというと、患者さんが持っている、平常状態への修復能力です。つまり、肺炎が治る方は、自分の力で炎症を治しているのです。肺炎というのは、ほとんど患者さんに治してもらっているといっても過言ではないのです。

もちろん、抗菌薬の投与は必要です。ただ、炎症が置き去りになっているところが問題なのです。

現代医学のもうひとつの柱である対症療法は、二次予防には役立ちます。降圧薬で血圧を下げることは、高血圧症による脳梗塞《こうそく》や心筋梗塞などを防ぐうえで有効です。

しかし、それは根本的な治療ではないので、高血圧症そのものは治りません。降圧薬で血圧がいったん下がっても、服薬を止めると血圧はまた上昇します。本書で述べていく「痛み」においても同様です。痛み止めの服薬を止めればまた痛みが出てきます。

もちろん、降圧薬や鎮痛薬は必要ですが、対症療法だけでは、症状とのいたちごっこを延々と繰り返すことになってしまいます。咳が出るといえば「じゃあ咳止め」、身体がかゆいといったら「じゃあかゆみ止め」、熱があるというと「じゃあ熱さまし」という具合で、これではお医者さんごっこをしている子どものレベルと大差ありません。

さらに、対症療法は、身体に好ましくない影響を及ぼすこともあります。かぜ症候群に鎮痛解熱薬を使用した場合、熱が下がる一方で、かぜの原因であるウイルスに対する免疫力も落ちてしまうので、かぜが治るまでの日数は短くなりません。

また、痛みを訴えて受診すると、診療科に関係なく、ＮＳＡＩＤｓが処方されます。ＮＳＡＩＤｓの代表であるロキソニンは、歯の痛みから、痛風、リウマチの痛みに至るまで、あらゆる痛みに処方されています。

なぜ、診療科に関係なくロキソニンが処方されるかといえば、ロキソニンの鎮痛効果は全身に効くからです。言い方を変えますと、不必要な部位にも否応なしに作用してしまうことになります。

しかも、ロキソニンの効果は、一時的に痛みを鎮めるだけなのにもかかわらず、高齢者の慢性的な痛みに対して、何年もだらだらと処方されるといったことが常態化しています。これはとても恐ろしいことです。非ステロイド系の解熱鎮痛消炎薬を長期にわたって使用すると、心筋梗塞、脳梗塞のリスクが上がることが、臨床疫学研究の結果から明らかになっています。

このように、西洋薬は決して万能ではなく、西洋薬を使った原因療法と対症療法だけでは解決できない問題がたくさんあるのです。

漢方薬は身体のシステムの変調である「病態」をターゲットにしている

西洋薬を使った原因療法と対症療法の隙間《すきま》を埋めるうえで、漢方薬が非常に役立ちます。漢方薬は、現代医学がターゲットとしている「症状」と「原因」の間で起こっている問題を解決する働きがあるのです。

病気というのは、原因があっていきなり症状が出てくるのではなく、その間に体内でなんらかのシステム異常が起きていると考えられます。なぜなら、原因があっても、すべての人に症状が現れるとは限らないからです。

たとえば、『傷寒論』が編纂された1800年くらい前は、コレラや腸チフス、マラリアといった感染症がいったん発生すると、ひとつの村や町が壊滅するくらいの死亡者が出ました。ですから、それらの感染症は〝死病〟と呼ばれるほど恐れられたわけですが、一方で、生き残る人もいました。感染自体を免れる人もいました。

つまり、病原菌という原因があっても、身体のシステムが正常に機能していれば、命を脅かすような感染症を免れることも可能だということです。

身体のシステムの変調を「病態」と呼ぶなら、病態をターゲットにした薬が、漢方薬です。具体的には、先にも少し触れましたが、第3章で紹介する「炎症（生体が傷害を受けたときに起こす反応）」「微小循環障害（動脈系と静脈系を結ぶ微小血管の淀《よど》み）」「水分分布異常（水分が多すぎると浮腫、足りないと乾燥）」「熱産生障害（深部体温を保つのに十分な熱を産生できない）」の4つの病態に対して、漢方薬は効果を発揮します。

もともと『傷寒論』の傷寒という言葉は、コレラや腸チフスのような感染症（急性熱性疾患）のことを指しています。つまり、中国では約１８００年も前から、コレラや腸チフスに使う薬を持っていたわけです。『傷寒論』には、肺の炎症に使える漢方処方も載っています。

もちろん、本書の主題である「痛み」の治療にも、漢方薬は大きな効果を発揮します。西洋薬では太刀《たち》打ちできない慢性的な痛みは、先の４つの病態＋心理的な要因が深く関わって発生しますが、漢方薬はそのすべてに対応します。

ここに漢方薬の価値があり、科学的な側面から漢方薬の効果を検証していくのが、「サイエンス漢方処方」なのです。

第3章　「サイエンス漢方処方」とは何か

「サイエンス漢方処方」という考え方

西洋医学が世界の潮流となっている現代において、中国の中医学、韓国の韓医学、日本の漢方医学、もっと時代を遡ればインドのアーユルベーダといった伝統医学は、どう扱ったらいいものでしょうか。

中国には、紀元前200年くらいまでに編纂されたと伝えられる『黄帝内経《こうていだいけい》』という、思想書と理論書と科学書を合わせたような書物が存在していました。これは中国最古の医学書とされていて、日本漢方の重鎮たちが錦の御旗《みはた》として掲げる「陰陽五行説」などの東洋哲学に基づいた医学理論が記されています。

しかし、ここに書かれている陰陽五行説などの理論をもとに、漢方薬がつくられたわけではありません。

薬が先か、理論が先かと言えば、薬が先にできたことは間違いありません。理論が後づけになっているのは、韓医学でも漢方医学でも同じことです。ということは、漢方薬を上手に処方するうえで、中医学・韓医学・漢方医学を勉強することは、必要条件ではないということになります。

そもそもこの時代には、現代でいうところのサイエンスはまだ影も形もありません。しかし、第2章で検討しましたように、漢方薬をサイエンスの視点で見ますと、漢方薬は薬としての完成度が非常に高く、さらにその作用メカニズムを解析するにつけ、現代薬理学的思考法では到底つくり得ないことは明らかです。その本質は、超多成分が炎症などの複雑で動的な生体内での反応を引き出すという、ある意味で近未来的な薬剤です。

ですから、漢方薬の運用法を考えるときに、サイエンスに立脚した病態の把握を行い、それをもとにして漢方薬を処方するという新しい方法を確立する必要があると考え、この方法を「サイエンス漢方処方」と命名しました。

具体的には、「炎症」、「微小循環」、「水分分布」、「熱産生」に焦点を当て、病態を把握します。西洋医学的診断法には、このような方法は採用されていませんが、多少の臨床経験を積んだ医師であれば、誰でも容易に行うことができます。

以上のコンセプトに基づき、私どもは2012年にサイエンス漢方処方研究会を設立しました。少し長くなりますが、私どもが執筆した設立趣意書の全文を紹介します。

「古代中国をその起源とし日本に渡って独自の発達を遂げた人類の宝ともいうべき漢方医学は、現代医療の中で市民権を得始めてはいるが、真の意味での普及は遅々として進まない。そのひとつの原因は、漢方医学の施行の手段としての漢方薬という多数の化学物質の集合体を処方するときに、多くの臨床医にとって、現代科学からみると観念的な哲学体系や経験論に基づいた複合的な体系を習得し実践しなければならないことが、正しい漢方薬の処方のための意思決定に避けて通れないとされていることにある。

しかし、漢方薬は現代医学のひとつの根幹である薬理学からみると、超多成分系であることを除けば新薬と何ら変わりのない薬剤であり、漢方薬を効果的に処方するには、中医学や漢方医学を『道』として極めるより、科学的に理解して運用する方がはるかに有効かつ現実的な手段である。

この研究会の立ち位置は、伝統医学としての中医学や漢方医学の普及はあまた存在する他の研究会等に譲り、現代薬理学の中での漢方薬の科学的な位置づけを明確にし、現代医療の枠組みの中で漢方薬を積極的、効果的かつ安全に、しかも医師であればだれもが診療に取り入れられることにより、現代医学の質を飛躍的に向上させるところにある。

これを実現するためには漢方薬が有効であるというエビデンスを積み上げるだけでは不十分で、漢方薬の作用機序の解明が必要にして不可欠である。このような現状認識と将来への展望を踏まえて、このたび『サイエンス漢方処方研究会』を設立するに至った。

本会は現代医学に基づいた漢方処方の研究の促進ならびに漢方薬に関する科学的に正確な知識の普及をはかり、もって、現代医学の基盤に漢方処方を据えてより優れた医学と医療の発展をめざす。それと同時にわが国および世界にその成果を情報として発信することにより人類の福祉に寄与し、国際協力の発展に尽くすことを目的とする。この趣旨に賛同される諸氏の参加を切に希望するものである。」


漢方薬という薬剤を現代医学の治療体系にしっかり組みこむためには、西洋薬と同じ土俵で、その作用機序（薬が生体に効果を発揮するしくみ、メカニズム）を理解してもらう必要があります。サイエンスの視点から漢方薬という薬剤を捉えて研究を進める以外に、漢方薬がふつうの薬剤として認知され、医療現場でふつうに使われるようにする道はないと確信しています。

漢方薬を西洋薬と同じサイエンスの土俵に上げる

中国や韓国の医師免許は、伝統薬を処方できる免許と、西洋薬を処方できる免許の二本立てになっています。

一方、日本では、皮肉なことに明治政府が、伝統薬を軽んじる政策を採ったこともあり、医師免許を持っていれば、西洋薬も漢方薬も処方ができるという立ち位置にあります。ところが、現在日本では、漢方薬の処方せんは、処方せん総数の2～3％です。これを意外に多いと感じる方もいれば、これだけしかないのかと感じる方もいるでしょう。私自身は、余りにも少ない数であると感じました。

一般に、医師は、新しい西洋薬を使うにあたり、薬効や有効性だけでなく、副作用情報や作用機序についての詳しい説明を読んだり聞いたりして、どのような薬剤であるか納得して処方します。

漢方家の中には、わかりにくい漢方理論を理解しなければ漢方薬を処方してはいけないという人までいますが、そもそもサイエンスをベースにしていない漢方理論は、観念的なため難解で、勉学意欲が高まりません。忙しい医師には、現代医学と相いれない、ちんぷんかんな漢方理論を勉強する時間などないのです。

また、既存の漢方の学会や漢方家の集団は、私がその集団の構成員の一人ですのでよくわかるのですが、自分たちだけが理解できる言葉で、漢方薬を議論する傾向も見られます。

漢方薬の健康保険適用を堅持するためには、伝統的に使われてきたということを声高に主張しても無意味だと思います。むしろ、外科の大建中湯《だいけんちゅうとう》や脳神経外科の五苓散《ごれいさん》がすでに医療現場に深く浸透しており、その作用についても科学的な究明が進んでいて、西洋薬と遜色《そんしょく》のない薬剤なのだと主張するほうが有効な手段なのではないでしょうか。

漢方薬は速効性のある薬

もうひとつ、漢方薬にまつわる大きな誤解があります。それは、漢方薬というのは長く飲んでもらって、じっくり効かせる薬である、と思われていることです。一般の人はもとより、医療者、さらには漢方家の間でも、そのような考え方がほぼ定着しています。

しかし、漢方薬の史上初めての治療マニュアルである『傷寒論』が編纂されたのは、今から約1800年前です。この時代は、平均寿命が20~30歳、10歳までに50~70％の子どもが亡くなっています。10歳まで生き延びた人の平均寿命も30~40歳でした。死因の70％は感染症であったと推測されています（人民出版社発行『中国人口通史・东汉卷』）。

このような時代に、長く飲んでじっくり効いてくる薬などに、存在意義はありません。むしろ、一服で効く、翌日には快方に向かうという、速効性が求められたと考えられます。実際に『傷寒論』に載っている漢方処方は、前章で述べたようにコレラや腸チフスなどの急性熱性疾患を対象としています。漢方薬は、本来、すぐに効かなければ命が危ぶまれるような救急あるいは急性の病気に対して、使われていたのです。

このように考えれば当然の帰結なのですが、なぜか漢方薬の基本的性質のひとつが速効性であると認識している漢方家が非常に少ないのです。

西洋薬は、細菌など、ターゲットがはっきりしているときに、それをピンポイントで攻撃する薬です。速効性に長《た》けていて、もちろんこれも重要な薬効ですが、身体に対する攻撃因子から身体を守る免疫能を迅速に向上させる漢方薬の役割も、急性疾患では大きいと考えられます。

従来の漢方処方との最大の違い

私が提唱しているサイエンス漢方処方は、古典的な漢方処方と相反するものではありません。最終的に処方する薬は共通している場合がほとんどです。

それでは、サイエンス漢方処方は、従来の漢方処方と何が違うのかというと、西洋医学の考え方で、漢方薬を処方するという点です。従来の漢方医学のように、東洋哲学に則った理論は一切使いません。そのような理論を使わなくても、「この症状にはこの漢方薬」といった処方ができるのです。

さらに、同じ症状でも、自分（または患者さん）の病態に応じた使い分けができるようになると、有効率がさらに上がります。これについては第5章で紹介する階層構造の表が参考になります。この表を見るだけでも、自分（または患者さん）に合った漢方薬を選択することができるように作成してあります。とくに、「キモ」の部分は、病態を絞りこむうえで役に立つでしょう。

西洋医学サイドの医師が最も興味を持っているのは、漢方薬の作用機序です。医師が新しい薬を処方するにあたって、その薬が生体に効果を発揮するメカニズムがよくわからないというのでは、処方するのに二の足を踏むのは当たり前です。

漢方薬を処方する医師は、西洋医学と同じ土俵に乗って、世界共通のサイエンスに基づく共通語で話さなければなりません。共通語で話して初めて「科学」であると認知されるのです。

古典は封印してサイエンスという方向性を示さなければ、漢方は現代医学という大海で、羅針盤を失って漂流してしまうことになります。そのくらいの危機感を持って、漢方の啓《けい》蒙《もう》・普及に力を尽くす必要があると考え、サイエンス漢方処方という概念を立ちあげたのです。

漢方薬をサイエンスに則って処方することができれば、医師であれば誰でも容易に、西洋薬や漢方薬という区別なく、患者さんの病態に即した薬を処方することができるようになります。

全国どこの医療現場でも、当たり前のように漢方薬が処方されるようになれば、これまで治療の難しかった病気を解決する強力な手段を持つことになります。この国では医師であれば誰もが自由に使える状況にあるのですから、これを使わない手はないでしょう。

それでは、「少量の多成分」の集合体という特徴を持つ漢方薬が、身体の中でどのような働きをするのか、サイエンスに基づく共通語で説明していくことにします。

漢方薬は「免疫賦活薬・抗炎症薬」

漢方薬は「炎症（生体が傷害を受けたときに起こす反応）」「微小循環障害（動脈系と静脈系を結ぶ微小血管の淀み）」「水分分布異常（水分が多すぎると浮腫、足りないと乾燥）」「熱産生障害（深部体温を保つのに十分な熱を産生できない）」の4つの病態に効果を発揮します。ひとつずつ詳しく解説していきましょう。

漢方薬は第1に、身体が何らかの攻撃因子に曝《さら》されたときに免疫システムを活性化する働きがあります。免疫というのは、身体を内的あるいは外的な攻撃因子から守るしくみのことです。

免疫という防御システムの脆弱《ぜいじゃく》化は、攻撃因子をかわして生きていくうえで、最大の危機となります。

免疫のしくみはとても巧妙で、軍隊に例えるなら前線部隊と後方部隊に大別できます。細菌やウイルスなどの病原体が身体の中に入ってきたとき、最初に対峙《たいじ》するのは前線部隊のキーマンである樹状細胞という免疫担当細胞です。

樹状細胞にはトル様受容体（Toll-like receptor：TLR）と呼ばれる鋭敏な病原体センサーが装着されていて、病原体の断片を見つけると、いち早くその情報を後方部隊のT細胞系に知らせます。抗原提示能と呼ばれる働きです。

樹状細胞の情報を最初に受け取るのは、T細胞系の中のナイーブT細胞で、情報を受け取るやいなや、今度は活性化T細胞に変身し、全身に警告信号を発信します。これにより、免疫システムが一気に立ちあがって、病原体への総攻撃が始まります。

具体的には、ウイルスに冒された細胞を丸ごと破壊するキラーT細胞が出撃したり、インターフェロンというミサイルを病原体に向けて打ちこんだり、T細胞系の仲間であるB細胞が抗体という爆弾をつくって応戦したりといったしくみが動き出すのです（図1）。

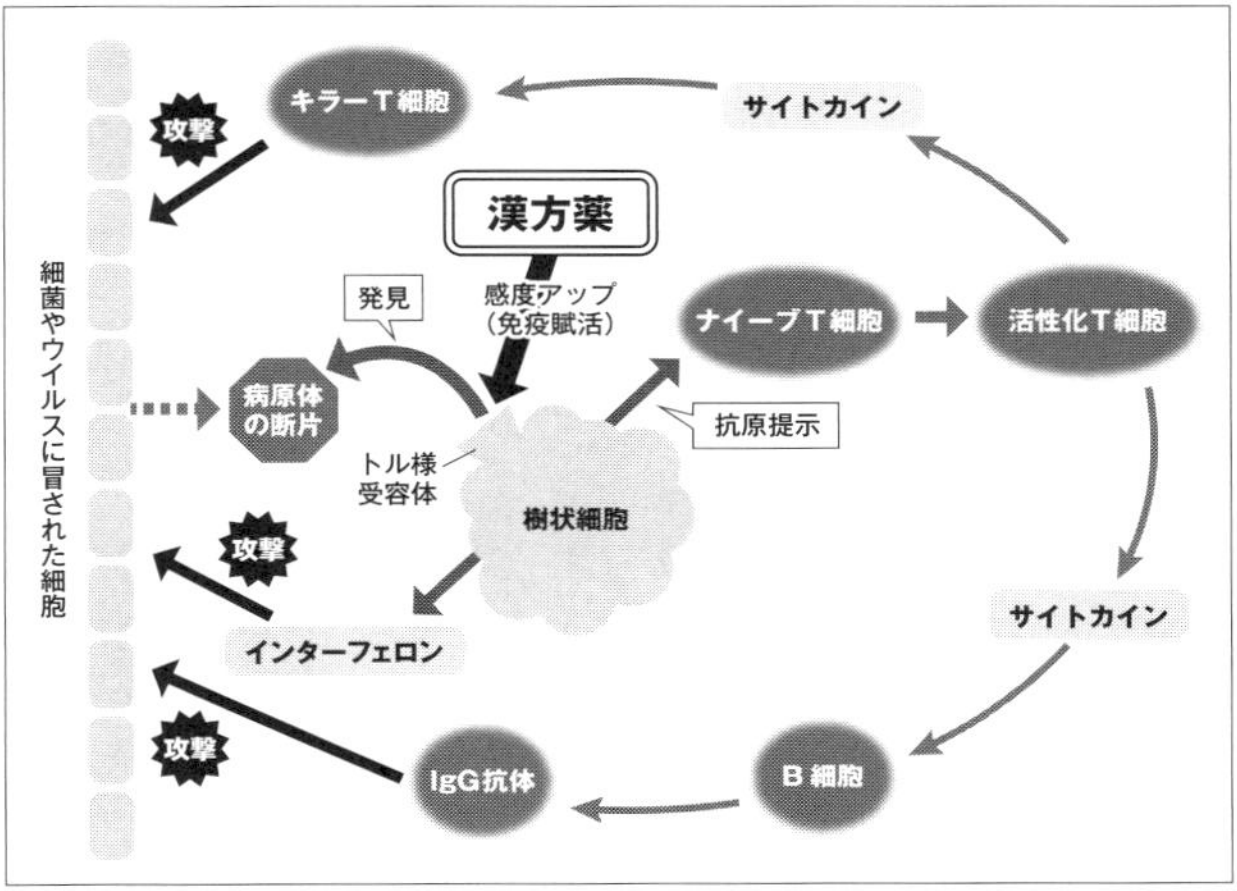

図1　免疫のしくみ

これらの機能はすべて、樹状細胞の抗原提示能を合図にスタートします。T細胞系に少しでも早く病原体に関する情報を届けることが、身体の防衛上最も大事な過程のひとつになりますが、漢方薬は防衛力をいっそう向上させる方向に作用します。

漢方薬は、樹状細胞の病原体センサー（トル様受容体）の感度を上げる応答を引き出して、免疫賦活薬として働いています。富山大学で、肝がんを対象にして、十全《じゅうぜん》大補湯《たいほとう》という漢方薬を使った研究が行われています。その結果、漢方薬がトル様受容体に働いて、がん免疫の感受性を上げることが証明されています。

さらに漢方薬は、免疫の活性化に伴って起こる炎症にも関与します。免疫と病原体との闘いが始まりますと、身体防御反応としての炎症が起こります。これは病原体を退けるうえで必要な現象ですが、炎症は往々にして過剰になる傾向があります。ここが問題で、あまりに強い炎症反応が急激に起こると、この反応そのもので身体が悪影響を受け、場合によっては死に至ることもあります。たとえば、敗血症性ショックやサイトカインストーム（血中サイトカインの異常上昇による病態。全身性炎症反応症候群、多臓器不全にまで進展する）などです。

こうした過剰になった炎症を抑制する応答も、漢方薬が引き出します。漢方薬は、そこに含まれている少量の多数の化合物が一斉に、または時間差で、身体の作用点を刺激することで、炎症を引き起こす複雑で動的な免疫系の応答を引き出します。

少し専門的な説明になりますが、細胞の中のシグナル伝達経路には、炎症を促すNF－κB（炎症性転写因子）という物質が存在していて、通常はI－κBというたんぱくと複合体をつくって、NF－κBを抑制していますが、I－κBの抑制がとれると炎症が急速に拡大してしまいます。

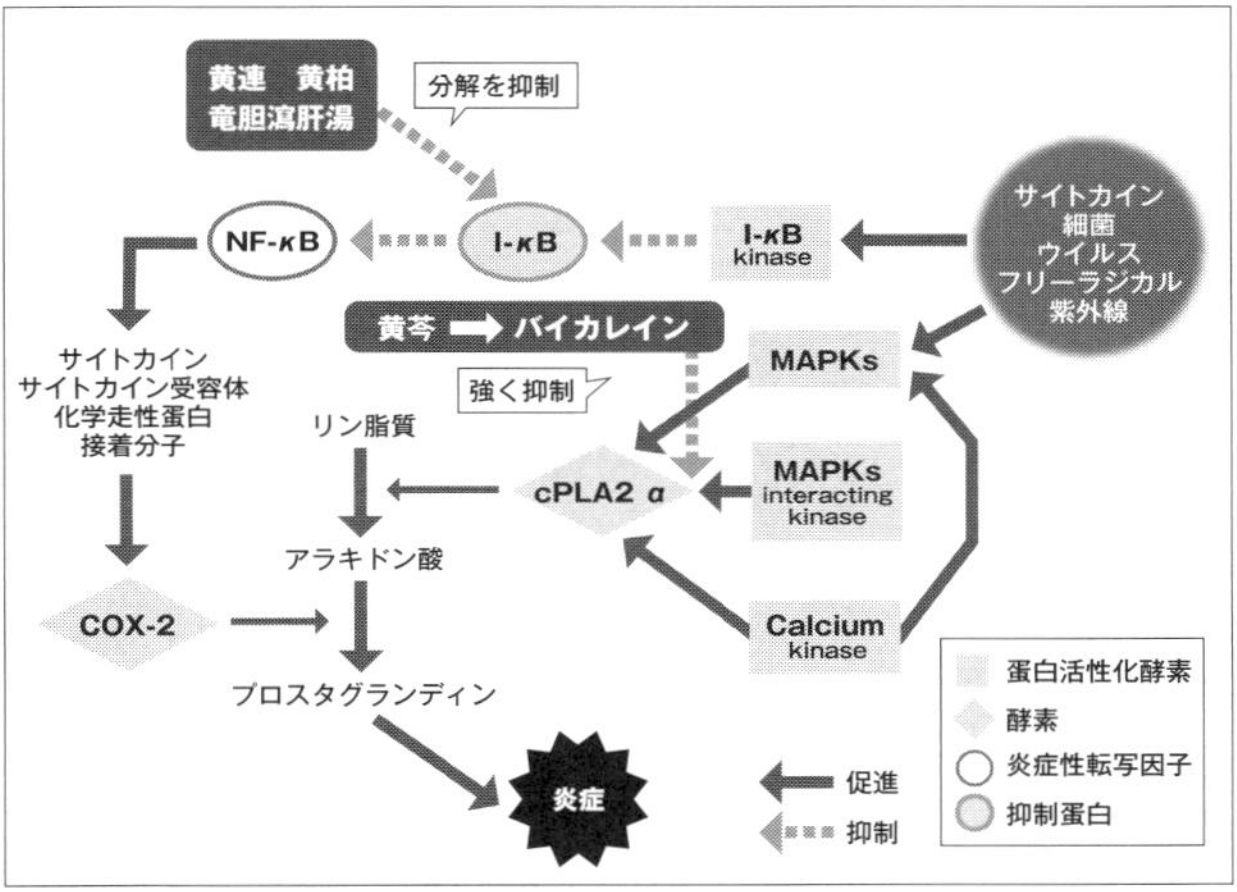

図2　細胞の中のシグナル伝達経路

黄連《おうれん》、黄柏《おうばく》、竜胆瀉肝湯《りゅうたんしゃかんとう》などの漢方薬は、I－κBの分解を抑える働きがあり、黄芩《おうごん》は炎症を増大させる別の系（MAPKsカスケード）を抑えることが、東北大学薬学部の研究で明らかにされています（図2）。

さらに、漢方薬は最終的に、炎症で傷害された組織の修復を促進する応答を引き出して、その役目を終えます。

免疫賦活薬・抗炎症薬としての漢方薬の働きをまとめると、免疫系に介入していち早く免疫システムを立ちあげ、炎症の役目が終わったら、過剰な炎症を素早く鎮め、荒廃した組織を修復する、というものです。

このような作用は、漢方薬が多成分で、しかも個々の成分の量がきわめて少ないことによって可能となります。めまぐるしく変化する炎症プロセスに網をかけて、個々の炎症反応に介入するには、量よりも数が必要だからです。

抗炎症薬としての漢方薬の働きは非常に重要です。炎症というのは、病原体が侵入してきたときだけでなく、ほとんどの病気に関係していることが、近年の研究でわかってきたからです。後に説明するように、痛みにも深く関係しています。

ところが、医療機関で一般に使われている抗炎症薬は、基本的にふたつしかありません。糖質コルチコイドと非ステロイド系の解熱鎮痛消炎剤（ＮＳＡＩＤｓ）だけです。

これらには強力な抗炎症作用があって、速効で炎症を抑えたり、炎症に伴う痛みを鎮めたりするうえでは最高の薬です。しかし、糖質コルチコイドを長期間使用すると、免疫力が抑えられてしまいます。その結果、感染症やがんが発症しやすくなったり、次項でお話しする微小循環障害を起こさせて脳梗塞、心筋梗塞の引き金になったり、急性肝不全に陥ったりする場合もあります。

痛み止めとしてよく使われるロキソニンは、ＮＳＡＩＤｓの代表ですが、ロキソニンを

10日以上飲み続けただけで、脳梗塞や心筋梗塞のリスクが高まります。つまり、痛み止めというのは、連続して飲み続ける薬ではないのです。痛みが出たときのみ頓服《とんぷく》するように飲み方を変えるだけでも、リスクはかなり低くなります。

漢方薬は「微小循環障害改善薬」

第2に、漢方薬は循環系にも働き、「微小循環障害」に効果があります。

心臓から送り出された血液は、太い動脈を通って、途中から枝分かれしている微小循環（毛細血管網とその輸入・輸出血管である細動脈、細静脈）へ入り、身体の隅々まで酸素と栄養を届けるしくみになっています。

循環系の中でも、動脈系で起こる問題は、動脈が詰まったり狭くなったりしてうまく流れないことがほとんどですが、これを解消するのは西洋医学が最も得意とするところです。血液がどろどろして血栓ができやすくなっている場合は、血小板凝集を抑える薬がありますし、動脈に血栓が詰まったときはカテーテルで取り除くことも可能です。

しかし、動脈系がきちんと流れているだけでは、循環系全体の流れを円滑に保つことはできません。そこから先の微小循環こそが、循環系の律速段階（全体の流れを決めるキーとなるもの）なのです。

微小循環が円滑に流れるためには、血管壁の平滑筋を十分に弛緩《しかん》させて、血管を拡《ひろ》げる必要があります。そのような作用を持っているのが、一酸化窒素と過酸化水素です。

一酸化窒素というのは、かつて公害の原因物質として問題になった気体であり、過酸化水素は消毒薬です。つまり、両方とも、外部から投与すると身体を害する危険な物質なのですが、身体の中では血管壁から必要に応じて分泌され、血液の流れを正常に保つ役割を果たしています。

微小循環を円滑に保つには、これらが体内できちんと発生するという応答を引き出す必要があります。しかし、西洋薬の中にはそうした作用のあるものは存在しません。そこで漢方薬の出番です。

一酸化窒素と過酸化水素を発生させる応答を引き出し、微小循環障害改善作用を持つ漢方薬はたくさんあります。桂《けい》枝《し》茯苓《ぶくりょう》丸《がん》はその代表です。

詰まった動脈を通すことは西洋医学に全面的にお願いするとして、そこから先の微小循環障害の改善は漢方薬に任せてください。

じつは、２０１２年に心臓血管外科の医師が３０００人くらい集まる学会に呼ばれて講演したのですが、このとき反響が非常に大きくて、逆に驚いた経験があります。心臓血管外科では、心臓の手術が成功しても、微小循環がきちんと回らないことが多くて非常に困っていた、ということでした。微小循環障害改善薬としての漢方薬（桂枝茯苓丸）の働きを紹介したところ、聴講していた先生方がみな身を乗り出して耳を傾けてくださいました。

現代医学には、微小循環障害を改善する方法がないだけでなく、微小循環障害を測定する手立てもありません。

一方、漢方では、患者さんの外見から、ある程度、微小循環障害を判断します。昔から行われてきた方法ですが、次の症状がみられれば、微小循環障害を持っている可能性が非常に高くなります。

まず目の下のクマと顔のシミ、これらは病気の現れです。そして皮膚が乾燥していたり、唇・歯茎・舌の色が暗赤色になっていたりするのも、微小循環障害の特徴です。舌は色だけでなく、舌の裏側に縦に２本走っている舌下静脈が太いことも目安となります。舌は筋肉の塊で、筋肉が露出している唯一の場所でもありますから、全身の筋肉の中の血流が、舌に如実に反映されているわけです。

また、どこかでぶつけた記憶もないのに、青タン（内出血）がよくできたり、手のひらが赤かったりするのも、微小循環障害の人によくみられます。

漢方薬を飲んで微小循環障害が改善されると、これらの諸症状が一掃されます。

漢方薬は「水分分布異常改善薬」

第3は水の巡りです。水分の分布異常では、水分が多すぎて起こる浮腫（むくみ）と、逆に少なすぎて起こる乾燥が、治療の対象になります。いずれも、全身に起こる場合と、局所に起こる場合があります。

現代医学では、浮腫に対しては利尿薬を使用するのが一般的です。利尿薬は腎臓に働いて血液中から水分を移動させ、尿量を増やすことで、結果的にむくんでいる部位の水分を減らします。つまり、むくんでいる部位に直接作用しているわけではないのです。

心臓や腎臓に問題があって、身体全体に浮腫が生じているようなときは、利尿薬が有効です。しかし、身体の一部に生じている浮腫に対して利尿薬を使用すると、局所の浮腫が十分に解消されないばかりか、ほかの部位の水分まで減って、今度は乾燥によるさまざまな問題が生じてきます。

これに対して、漢方薬の働きは画期的です。漢方薬は、むくんでいる部位だけに効果を発揮するのです。それには「アクアポリン」という、全身の細胞の膜にある水の出入口が関係しています。

私たちの身体には13種類のアクアポリンが存在し、それぞれの名前に0から12まで数字がついています。漢方薬を飲むと、むくみが生じている部位のアクアポリンを閉じて、余分な水が細胞の中に入らないようにします。

アクアポリンと漢方薬の関係は、熊本大学の研究で明らかにされました。五苓散という漢方薬が、脳細胞にある水の出入口であるアクアポリン4を閉じることで、脳細胞の浮腫を劇的に改善させることがわかったのです。

今では、脳神経外科医で脳浮腫の治療に五苓散を使わない医師はほとんどいないくらい常識になっていますが、以前はそのようなメカニズムで脳浮腫を治療できるなど、誰も考えつきませんでした。

しかし、約1800年前に編纂された『傷寒論』には、すでにこの漢方薬が記載されています。当時は詳しいメカニズムなど知る由もなかったわけですが、実地の診療でこの漢方薬が使われていたことは素晴らしいことだと思います。

脳浮腫のほか、急性神経炎（帯状疱疹《ほうしん》）や、急性胃腸炎、二日酔い、乗り物酔い、飛行機が降下するときの耳の痛み、低気圧が近づいてきて気圧が下がると起こる頭痛などにも、五苓散を投与すると9割以上の有効率を示します。

また、神経細胞の絶縁体（ミエリン鞘《しょう》）の浮腫には、五苓散と一緒に小柴胡湯《しょうさいことう》を飲みます。そして、膝から下の浮腫には、猪苓湯《ちょれいとう》か越婢加朮湯《えつぴかじゅつとう》を使います。

西洋薬では、乾燥を治療することはまったくできません。保湿剤を塗っても、皮膚表面の水の蒸発や移動を防ぐ程度で、乾燥している組織を潤すことは無理です。

一方、漢方薬に目を向けると、乾燥を治療する薬はたくさんあります。細胞が乾燥しているときは、なんらかの原因でアクアポリンが閉じているために細胞内に水が入らない状態になっています。ですから、アクアポリンを開いて水を細胞内に導き入れることができれば、細胞は潤うことになります。

たとえば、気道が乾燥しますと、のどがいがらっぽくなって咳が出ます。これに対して、麦門冬湯《ばくもんどうとう》という漢方薬は気管内皮細胞のアクアポリン5を開いて、細胞内に水を導き入れることで細胞を潤し、咳を鎮めることがわかっています。麦門冬湯は、口の中の渇き（口腔乾燥症）や気管支炎などにも有効です。

また、皮膚が乾燥したときには、皮膚細胞のアクアポリン3を荊芥《けいがい》という生薬が開いて、皮膚細胞内に水が導き入れられることで皮膚が潤います。

漢方薬の種類によって、ターゲットのアクアポリンが異なるので、それをきちんと見極めて飲むことが効果を得る最大のポイントです。

漢方薬は「熱産生薬」

第4は、熱の産生です。これまでお話しした免疫・炎症、微小循環、水分分布の3つのシステムがきちんと働くためには、深部体温といわれる身体の芯《しん》の温度が37℃に保たれることが絶対的に必要となります。

深部体温が下がる状態とは、外気温が非常に低い場合を除けば、身体の代謝系がなんらかの変調を来して、身体が熱を十分つくれなくなったときです。このようなときに、いくら身体を外から温めたり、温かい食べ物や飲料をとったりしても、そう簡単に深部体温は上がりません。身体の内部から、熱を生み出す必要があります。

身体の熱産生は、もっぱら筋肉が担っています。筋肉を使う運動を行うと身体が温まるのはこのためです。また、寒さなどでガタガタ震えたりすれば、一時的には十分な熱が産生されます。「ふるえ熱産生」と呼ばれる方法です。しかし、こんなことを長く続けていれば、そのうち疲労困憊《こんぱい》して倒れてしまいます。

体内で熱を産生するもうひとつの機序として「非ふるえ熱産生」があります。漢方薬はこちらに関係しますので、少し詳しく説明しましょう。

体温を生み出す原料となる体脂肪は、白色脂肪細胞と褐色脂肪細胞に大別できます。白色脂肪細胞は脂肪を貯蔵する細胞で、これが増えると肥満の原因となります。一方、その白色細胞に貯蔵された脂肪を燃やして、体熱を生み出す働きをしているのが、褐色脂肪細胞です。

褐色脂肪細胞の熱産生能力は、骨格筋の70〜100倍ともいわれ、これが非ふるえ熱産生の源泉となっています。

ところが、褐色脂肪細胞の数は、加齢に伴って減少していきます。褐色脂肪細胞の減少を食い止めることはできませんが、ひとつひとつの細胞の活性を高めるうえで、漢方薬が役立ちます。

漢方薬は、褐色脂肪細胞を活性化するアディポネクチン（白色脂肪細胞から分泌されるたんぱく質）という物質を増やすといわれていて、これが漢方薬の身体を温める効果のひとつのしくみと考えられます。

漢方薬には、身体に熱を産生させる応答を引き出すものが数多くあります。

手足が冷たい人には、当帰《とうき》四逆加《しぎゃくか》呉茱萸《ごしゅゆ》生姜湯《しょうきょうとう》を処方するのが基本です。ところが、最近は当帰四逆加呉茱萸生姜湯の効かない人が増えています。おそらく、この漢方薬だけではアディポネクチンが十分に増えないのだと思われます。

そこで当帰四逆加呉茱萸生姜湯で改善しない人には、麻黄《まおう》附子《ぶし》細辛湯《さいしんとう》をすすめます。これはかぜ薬として知られている漢方薬ですが、身体を芯から温めるうえで非常に効果的です。

1800年くらい前の時代は、今のわれわれの生活を基準に考えると、住環境や衣服も粗末で、一年中外で暮らしているようなものですから、深部体温の維持は想像し難いほど大変なことだったと思います。彼らは、熱を産生させる応答を引き出す漢方薬の助けを借りて、なんとか深部体温を維持して生き延びていたのでしょう。

ところが、現代は寒さに対応できる環境になってきているにもかかわらず、子どもや若い人を中心に、低体温の人が増えているのです。それは次のような理由によります。

感染症などで高熱が出て、深部体温が42℃を超えると、身体の主要成分であるたんぱく質が変性して命に関わります。ですから、高熱が出たときには脳の発汗中枢の指令で、皮膚のエクリン汗腺という汗を分泌する汗腺から汗を出し、気化熱で身体を冷やすしくみになっています。

エクリン汗腺は、全身の皮膚に分布していて、日本人では平均350万個あります。しかし、2歳までにしっかり発汗する生活をしていないと、一部のエクリン汗腺がその働きを停止してしまいます。身体が「あまり汗をかく必要がないのだな」と判断して、汗をかきにくい身体になってしまうのです。

現代の生活では、少し汗ばむくらいでもすぐエアコンをつけてしまいがちなので、2歳までに汗をあまりかかずに育つ子どもが増えています。そうした子どもは、高熱が出たときに汗で発散できないので、インフルエンザにかかったりすると、深部体温が42℃を超えやすくなります。

そこで、そうした危険を回避するために、身体は代償機能として平熱を下げるのです。その結果、平熱が35℃台かそれ以下の低体温の人が増えています。

低体温の要因としてはほかにも、運動不足で筋肉の量が少なかったり、ストレスや加齢で微小循環障害が起こっていたりなど、いろいろなことが考えられます。

いずれにしても、深部体温を維持することは、生命を保つうえで絶対条件です。ですから、熱産生が足りないときは、末梢《まっしょう》の血流を犠牲にしてでも身体の中心に熱を集めようとします。手足の先に冷えのある人は、健康が根本から脅かされていることを自覚すべきでしょう。

漢方薬はサバイバルの必須アイテム

これまでお話ししてきた、免疫賦活・抗炎症、微小循環障害改善、水分分布異常改善、熱産生という、漢方薬の基本的な性質は、人が生き延びていくうえで基礎となるシステムがうまく働いていないときに、そのシステムを十分に働かせて生きる力を発揮させるために、最も重要なポイントを示しています。

このプロセスには、攻撃する相手は存在しません。したがって、西洋薬のようにターゲットをはっきりさせたうえで、それをピンポイントで攻撃する薬は、その能力を発揮することができないのは当然です。ここに漢方薬の最大の存在理由があります。

漢方薬という薬剤の基本的性質をこのように規定してこなかったので、漢方薬の理解が妨げられてきたのではないでしょうか。

病気は薬でやっつけるもの、というイメージを持っている人にとって、自分の身体に備わっている力で治すという話は、とても消極的なものに聞こえるかもしれません。しかし、私たちの身体というのは想像以上に強靭《きょうじん》にできています。

なにしろ、歴史的に何度もパンデミック（世界的大流行）に見舞われながら、人類は滅亡することなく、命をつないできました。私たちはその生き残った子孫ですから、病気に打ち克つ力を確実に持っていますし、それをうまく引き出すことができればいいわけです。

もちろん、病気を治すうえでは、西洋薬の力も必要です。しかし、西洋薬は基本的に攻撃する薬なので、頼りすぎると、身体もダメージを受けることになります。慢性的な痛みに対して、痛み止めをだらだら使い続けるような場合がそうです。

漢方薬の場合はそうではなくて、もともと自分に備わっている力を引き出してくれるところが大きな特徴です。

漢方薬自体が何かをするわけではなくて、身体を奮い立たせるスイッチをそっと優しく押してくれるようなイメージです。そっと優しい刺激なのだけれど、芍薬甘草湯《しゃくやくかんぞうとう》を飲めば、5、6分でこむら返りが治ってしまう、といったことが起こるのです。そのくらい、身体には治す力があるということです。

では、次章からは、患者さんが医療機関を訪れる、最も多い理由である「痛み」の話に入りましょう。痛みはどんな診療科の医師にとっても、避けて通れない愁訴ですが、単に痛み止めを処方するだけでは解決しません。ここに、身体が持っている能力を最大限に発揮させる漢方薬を使う意味があります。しかもサイエンス漢方処方という方法をとることで、比較的容易に漢方薬が選択できます。

第4章　痛みと鎮痛薬の正体

痛みとは不快な感覚性・情動性の体験

痛みというのは非常に不快なものです。痛みが続くと、身体に備わっている病気と闘う力（免疫力）が落ちます。また、痛みによって身体を動かす量が減りますから、身体がどんどん固まって弱くなります。

とくに高齢者の場合、痛みは身体が一気に衰える大きな原因となります。超高齢社会に突入した現在の日本において、「痛み」の治療というのは非常に大きなテーマといえます。

さて、患者さんはさまざまな症状を訴えて医療機関を受診されますが、本書はその中でも最も多い訴えのひとつである「痛み」に注目してお話ししていきます。

痛みは、医学的にどのように定義されているのでしょうか。痛みを研究する国際的な学会として、国際疼痛《とうつう》学会があります。1979年にこの学会が痛みを定義しました。

それによりますと、痛みとは「不快な感覚性・情動性の体験であり、それには組織損傷を伴うものと、そのような損傷があるように表現されるものがある」と定義されています。

なんだかわかったようなわからないような定義だと思いませんか。

痛みは確かに本人しかわからないものですので「不快な体験」です。しかし、「感覚性の体験」というのはわかりやすいのですが、「情動性の体験」という表現をされますと、感情的なものや心理的なものが関係してくるようで、一筋縄ではいかないような予感がしてきます。

さらに「組織損傷を伴うもの」とはケガのようなものを連想させますので、痛いところに目に見える原因があるのだとわかります。しかし、「そのような損傷があるように表現されるもの」となりますと、もはや痛いところをみてもキズのようなものはなく、あたかもキズでもあるかのような状態ということになり、これこそ一筋縄ではいきません。

しかし、痛みが常に主観的なものであるとしていると、サイエンスの土台に乗りにくくなって訳がわからなくなります。フェイス・スケール（痛みの度合いを顔の表情で計測する方法）やビジュアル・アナログ・スケール（痛みの度合いを0から10点まで数値化する方法）など、痛みを客観的にみようとする試みはありますが、きちんと定量化するまでには至っていません。

今のところは、本人が痛いといえば、他人から痛くないと断定することはできません。

したがって、自覚症状だけをもとにして、診断と治療をしなければならないのが、医療上の大きな弱点であり、患者さんの側からすれば、本当に痛みがあるのに、誰にも信じてもらえないという場合も出てくるわけです。

急性の痛みと慢性の痛みはまったく性質が異なる

痛みを分類しますと、大きく急性の痛みと慢性の痛みに分けられます。

急性の痛みは、先ほどの痛みの定義から引用しますと「不快な感覚性の体験であり、それには組織損傷を伴う」となっています。ケガによってキズができた場合が連想され、誰にでもわかりやすい痛みです。

痛みを病態によって分類する方法では、急性の痛みで組織が傷害を受けて主に炎症を起こしていることで痛みが生じる「炎症性疼痛」と「傷害受容性疼痛」があります。

急性の痛みのメカニズムとしては、まず組織が傷ついたところからブラジキニン、セロトニン、ヒスタミン、アセチルコリンなどの発痛物質といわれるものが産生されます。

次いで、これらが神経の末端にある痛み信号変換装置であるポリモーダル受容器を刺激すると、そこから痛み信号が発生します。この信号が脊髄から入って大脳皮質に伝わって、痛みとして認識されます。デカルトが描いた痛みの伝達路の絵がまさにこのメカニズムを表しています。

古代ギリシャ時代の哲学者アリストテレスは、痛みは「快・不快」といった感情の一種だと考えました。これに対して「心身二元論」を唱えた17世紀のフランスの哲学者デカルトは、痛みの刺激は足（末梢）から神経・脊髄を通って脳に伝わる感覚だと捉えたのです。

一方、慢性疼痛の定義ですが、「3カ月間以上の持続または再発、急性組織損傷の回復後1カ月以上の持続、あるいは、治癒しない病変の随伴がみられる疼痛」「日常生活に支障を来すような疼痛が6カ月以上続いている状態」というように受傷後の期間を規定しているものもあれば、「急性疾患の通常の経過あるいは創傷の治癒に要する妥当な時間を超えて持続する痛み」と曖昧《あいまい》に定義しているものもあります。

簡単にいいますと、急性の痛みなら、だいたいこのくらいの期間をみれば治るはずなのに、いつまでも患者さんが痛みを訴える場合、それを慢性疼痛と呼ぶということです。

難しい言葉で説明されているわりには、結局のところおおざっぱな定義に感じますが、後で述べるように慢性疼痛というのは、非常に複雑な要因で生じています。何カ月を過ぎたら慢性疼痛です、といった単純な線引きができるシロモノではないのです。

どこかを「ブロック」すれば痛みは止まるのか

急性の痛みには、基本的に痛み止めが効果を示します。ただし、効果を発揮するといっても、患者さん自身が痛みの原因を自力で治すまで、痛みを麻痺《まひ》させながら応急処置をしている程度のものです。

痛み止めが痛みを抑えるしくみとしては、テレビコマーシャルでおなじみの、次のようなキャッチコピーがあります。

「イブプロフェンが痛みのもとをブロック」

おそらく、誰もが一度は耳にしたことがあるのではないでしょうか。

イブプロフェンというのは、医療現場で最もよく使われているNSAIDsのひとつです。かぜ症候群の解熱・鎮痛から、神経痛、慢性関節リウマチ、腰痛、月経困難症など、幅広い症状に処方されています。

ＮＳＡＩＤｓに分類される痛み止めは、炎症を引き起こすプロスタグランディンという物質の合成を阻害することによって、鎮痛作用・抗炎症作用・解熱作用を現します。

エテンザミドは、サリチル酸系の解熱鎮痛消炎薬で、アセトアミノフェン（プロスタグランディンを抑え、脳にだけ作用する鎮痛薬）とカフェイン（鎮痛補助作用がある）を加えると、それぞれの頭文字をとってＡＣＥ処方と呼ばれ、片頭痛にも使われます（Ａ：アセトアミノフェン、Ｃ：カフェイン、Ｅ：エテンザミド）。

ここで注目していただきたいのが、先ほどのキャッチコピーにあった「ブロック」という言葉です。

この言葉の裏には、痛みというものはすべて痛みを伝える神経系を通って脳の痛みを感じる中枢に達しているので、この経路のどこかを遮断しさえすれば痛みを感じなくなるという、痛みの実態とはかけ離れた至極単純な機序が想定されています。

確かに急性の単純な痛みの場合には、この方法でも満足すべき鎮痛効果が得られることはあります。しかし、ほとんどの場合は期待したほどの効果は実感できません。その理由は、経路を「ブロックする」という単純な方法で痛みを消すことができる場合は、思いのほか少ないからです。

トラムセットやリリカは救世主ではなかった

慢性の痛みに対しては、最近はオピオイド（麻薬性鎮痛薬やそれに似た成分の合成鎮痛薬およびモルヒネのような効果がある鎮痛薬の総称）を中心とした薬物療法が主流となっています。その代表的な薬剤がトラマドール（オピオイド）とアセトアミノフェン（アニリン系解熱鎮痛薬）の配合剤（製品名：トラムセット）です。

２０１１年７月に薬価収載され、適応症は、がん以外の慢性疼痛と抜歯後の疼痛です。発売前は慢性疼痛、とくに傷害受容性疼痛の治療薬として大きな期待が持たれましたが、私が実際に処方してみた印象としては、これで解決するほど慢性疼痛は甘くないという感じです。また、副作用で吐き気などが起こりやすいのも、患者さんにとっては大きなストレスとなります。

トラムセットの１年前の２０１０年６月に薬価収載されたプレガバリン（製品名：リリカ）は、カルシウムチャネル調節薬に分類され、細胞内へのカルシウム流入を抑制し、グルタミン酸などの神経伝達物質の遊離を抑制して鎮痛作用を発揮します。

リリカの適応症は、神経障害性疼痛と線維筋痛症に伴う疼痛です。この薬も発売当時は慢性疼痛に対して〝救世主現る！〟という扱いでした。

しかし、常用量を服用しますと、とくに高齢者では、めまいや眠気が強く、とても常用量は飲めないというシロモノでした。副作用が出ないくらいの少量では、もちろん効果が半減します。つまり、これも慢性疼痛対策の切り札にはなっていません。

要するに、攻撃的な性質を持つ西洋薬でピンポイント爆撃をしても、慢性疼痛という複雑怪奇・神出鬼没な痛みが粉砕されることはないということです。

そもそも痛み止めといわれる薬物では、根本的な解決は得られないことが多く、ほとんど効いていない痛み止めを、延々と服用させられる羽目になることも珍しくありません。

どうして慢性疼痛には痛み止めが効かないのか

とくに、痛みが慢性になってきますと、急性の痛みの場合に比べると神経系の反応が、精神的あるいは社会的なものを含む種々の要因によって変化を来します。

一般的な分類では、慢性疼痛は、傷害を受けた組織から痛みの信号が出続ける「傷害受容性疼痛」、傷害はもうないのに痛みの伝導路が興奮し続ける「神経傷害性疼痛」、心理的な原因で痛み記憶を消す回路に支障が生じる「心因性疼痛」に分けられます。

しかし、慢性の痛みがこれらの分類にきちっと収まるわけではなく、多くの場合はふたつあるいは3つの種類の痛みが絡み合って複雑な様相を呈しています。

つまり、急性の痛みのように、単に末梢からの刺激を受けて反応するという単純な図式ではなく、脊髄や脳で痛みが修飾されて、痛みがむやみに大きくなったり、痛みの感じ方が変化したりします。もっとわかりやすく言えば、患者さんが脊髄や脳で新たに痛みをつくったり、つくりかえたりしていることになります。

「私がウソをついて、痛いふりをしていると言うのですか」

そんなお叱《しか》りの声が聞こえてきそうですが、決してそのようなことを言っているのではありません。

患者さんの脊髄や脳が、なんらかの理由があって、痛みの性質を変えたり、新たに痛みをつくったりしているのです。患者さんの意思とは無関係に、脊髄や脳が勝手にやっていることです。たとえば、事故で腕や足の一部を失った人が、その失われた部分の痛みに苦しむ場合があることはよく知られています。

ですから、患者さんはもちろんどうして痛みが消えないのかわからずに困ってしまうのですが、治療する側としても、鎮痛薬という薬剤がさっぱり効かないので、治療手段が乏しくて途方に暮れてしまうのです。

そうした状況だからこそ、従来の治療とは別の代案を示さなければいけないと考えています。それも十分根拠のある代案でなければいけません。

漢方薬で慢性疼痛を治療する

そこでサイエンス漢方処方からの提案です。先に述べましたように、漢方薬は患者さんから病気を治す応答を引き出す薬です。

慢性疼痛は、すでに攻撃対象となる発痛物質は存在せず、先に述べましたように、患者さんが痛みの記憶などをもとにして、自分で痛みをつくっている傾向があります。つまり、心理的側面が重要な慢性疼痛発生因子となっているのです。

漢方薬はほとんどの方剤が、身体的応答と精神的応答の両方を引き出します。つまり、身体と精神面の両方に作用するということです。しかも、心を平常の状態に戻すように働きますので、脊髄や脳が変えてしまった痛みを、消してくれるように働くことが期待できます。

2000年以上前の中国の人びとは、身体と精神は表裏一体で、切り離すことなどできないことをわかっていたのでしょう。ここに漢方薬の強みがあります。

漢方薬が効いているというのではなく、漢方薬を飲むことで、心理状態を含めて身体の炎症、微小循環、水分分布、熱産生などいろいろなシステムが正常に回復し、結果として痛みが消えていく、というイメージです。イメージというと、効き目も曖昧な印象を受けるかもしれませんが、そんなことはありません。痛みに対する漢方薬の効果は、予想以上に顕著です。

私が初めて、慢性的な痛みに対する漢方薬の力を目の当たりにしたのは、大学病院に勤務していた30代のころのことでした。半年間の限定で、地方の病院へ派遣されたとき、慢性の関節痛や腰痛で来院される患者さんが多いことにまず驚きました。私の専門は肝臓でしたので、大学病院では整形外科的な痛みを診療することはなかったのです。

私が赴任するまで、その病院に派遣されていた医師たちは、痛み止めを処方することに終始していたようでした。しかし、私としてはわずか半年とはいえ、この地域で診療することになったのだから、何かできることはないだろうかと考えて、漢方薬を試してみることにしたのです。

このときは、まだ漢方薬の初心者でしたから、マニュアル本を片手に、変形性膝《しつ》関節症の患者さんに、防已黄耆湯《ぼういおうぎとう》という漢方薬を処方しました。膝がむくんでまん丸くなり、膝のお皿が見えていないような方ばかりでしたが、のべ20人くらいの患者さんに試したところ、半分以上の方に効果がみられました。

防已黄耆湯を飲むうちに、膝がみるみる小さくなって、膝のお皿が見えるようになります。そして、膝の可動域が広がり、正座ができるようになった方もいらっしゃいました。本当に喜んでいただきました。

もちろん、変形してしまった膝が治るわけではないのです。当時はどうして効果があるのかわからなかったのですが、今考えますと、第3章でお話しした浮腫をとる働きによるものだったと思われます。

そのころの改善率は5~6割でしたが、現在は変形性膝関節症に対して8割以上の有効率を得ています。

ここまで改善率が上がった理由は、漢方薬の治療経験を重ねるうちに、患者さんによって漢方薬を使い分けることができるようになったことと、慢性の痛みの背景には心理的な側面が深く関係していて、漢方薬は身体的側面と同時に心理的側面にも介入する薬剤であることがわかってきたことが大きく影響しています。

痛みに対する漢方的アプローチ

漢方薬を〝痛み止めの薬〟といった捉え方で使用すると、往々にしてうまくいきません。

漢方薬の中にも、痛み止めに相当するものは存在します。ブシ末《まつ》（加熱したトリカブトを粉末にしたもの）という生薬です。私のところでも、痛みのある患者さんにブシ末を処方することがありますが、ブシ末だけを出すことはありません。ブシ末は、西洋薬の鎮痛薬と同じで、一時的に痛みを抑えるだけで、痛みを治す薬ではないからです。

とくに、慢性の痛みに対しては、痛みを訴えている部位だけでなく、どうしてこの人は痛みを感じているのだろうというところまで深く考えてアプローチします。そこがわからないと、その人に適した漢方薬を処方することはできないからです。

たとえば、痛みを訴えて来られた人が、疲れているようであれば疲れを癒す漢方薬を、冷えのある人には身体を温める漢方薬をそれぞれ出すと、疲れや冷えの改善とともに、痛みも自然に治まってくる場合がよくあります。

また、慢性の痛みに苦しんでいる人の背景には、「怒り」が隠れていることがあります。

たとえば、会社員であれば、自分に対する上司の評価が、自分が思っているより低かったりすると、その不満が怒りとなって心に蓄積され、慢性の腰痛として表面化していることもあります。

あるいは主婦の方では、嫁姑問題、子どもの教育のこと、夫婦関係など、家庭内のもめごとによる怒りが、全身の痛みを生み出す大きな要因となっていたりします。

ですから、私のところに慢性的な痛みで悩んでいる人が来られたときは、仕事のことや、人間関係などについてもお話を聞いて、心の中で悶々《もんもん》としているものがないかを探ります。

そして、怒りの要素を見つけたら、「そうしたことが原因で痛みが起こることもあるのですよ」とお伝えし、怒りを鎮める漢方薬を処方すると、痛みが消えてしまうことがよくあります。心因性の腰痛などであれば、2週間くらいでたいていよくなります。

痛みができあがるまでのプロセスを探ることが、漢方薬を決めるうえで大きなカギを握るのです。自分の痛みの原因の根本がわかれば、漢方薬の助けを借りながら、自分の力で痛みを治していくことができます。

急性の痛みにしても、漢方薬を使用して、痛みの原因になっている部位の炎症と微小循環障害を迅速にコントロールできれば、西洋薬単独よりも、早く治すことができます。

痛みをどうやって解決するかということは、私自身、外来で痛みの患者さんの診療を行ううえで非常に大きなテーマでした。それが漢方薬という頼もしい武器を得て、現在では前記したように痛みの患者さんに対して8割以上の成績をあげています。

私が普段どのような診療をしているのか、参考までに診察室での会話を再現する形で、症例をふたつご紹介しましょう。

怒りが根底にある関節リウマチの症例……Aさん（50歳、女性）

私「今一番困っていることは身体のあちこちの痛みで、最初に起こったのは15年くらい前に2人目のお子様を出産されたあとですね。関節リウマチということで治療されていたようですが、5年前に急に悪化して、今ではリウマトレックスだけでなく、プログラフ（移植後の免疫抑制剤）まで飲んでいるのですね」

A「かなり強い薬だと説明されていますが、それでも身体のあちこちが痛くて、たまに眠れないこともあるのです。漢方治療がいいと聞いて、今日こちらへ参りました」

私「痛みの原因が関節リウマチで、これだけ強い薬を飲んでいるのに、まだあちこちに痛みが出てくるのはおかしいですね。もしかすると、今の痛みの原因はほかのところにあるのではないでしょうか」

A「リウマチを診てもらっている大学病院の先生からは、そのような話は聞いたことがありません。なかなか治療しにくいリウマチだとは言われていますが」

私「それでは、初めに関節リウマチになったころに、あなたの生活で何か変化がありませんでしたか（筆者補足：これはおそらく心因性疼痛だろうから、心因を探ることにしよう、と判断しました）」

A「関係ないかもしれませんが、2番目の子どもが生まれてすぐに、夫の母と同居するようになりました」

私「今でも同居しているのですか」

A「姑は、今は介護施設に入っています」

私「5年前に関節リウマチの症状が悪化したころはどうだったのですか」

A「そのころは姑の身体が不自由になり、認知症も出てきましたが、家庭で面倒をみるのは私一人でしたので、それはもう大変でした」

私「旦那さんは協力してくれなかったのですか」

A「古いタイプの男で、自分は家族を養っているのだから、家庭のことは任せたと、まったく手伝ってくれませんでした」

私「どうも関節リウマチの症状が出たときと、症状が悪化したときに、お姑さんの問題が絡んでいるように思えますが、お姑さんとの生活は大変だったのでしょうかね」

A「（急に泣き出して）大変でした。ずっと姑が私の心の重荷になっていたかもしれません。

先生はどうしてわかったのですか」
私「どうしてと言われましても、勘のようなものでしょうかね」
A「姑が痛みの原因になるなんて考えたこともありませんでした」
私「ただ、これは私の直感のようなものなので、必ずしも正しいとは限りませんし、正しいかどうか確かめる方法もありません」
A「そういうことになると治療法はどうなるのですか」
私「姑さんや旦那さんに対する感情は、おおざっぱに言えば『怒り』といえると思います。ところが、この怒りという感情は、なかなか表に出づらくて、心の奥底にたまって、時間が経つにしたがって、どんどん大きくなります。でも、大きくなったままにしておくと、精神的に参ってしまいますので、脳はふつう『痛み』という症状に肩代わりさせる傾向があります。このようなときに抑肝散《よくかんさん》という漢方薬が、無意識の世界に積みあげられた怒りを溶かしてくれるといわれています。もし、あなたの痛みが怒りからきているものだとしますと、抑肝散によってかなりよくなると思います」
A「ぜひ飲んでみたいと思います」

私「Aさん、胃腸は丈夫ですか」
A「はい、丈夫です」
私「それでは、抑肝散という漢方薬を3週間出しますので、1日3回飲んでください」
A「わかりました。期待して飲んでみたいと思います」
私「どうぞお大事にしてください」

処方
抑肝散　1回1包　1日3回　21日分

Aさんの2回目の受診の様子をお話しする前に、抑肝散について簡単に説明します。
抑肝散の出典は、中国の明の時代の『保嬰撮要《ほえいさつよう》』で、いわゆる腺病質の小児のひきつけや夜泣きなどに用いる処方でした。このような症状を呈する小児は、その原因が母親にあることも多いと考えられたのか、「母児同服」といって、母親にも同時に服用させるという飲ませ方が一般的に行われていたようです。

現代では、小児よりは成人に使われるのがふつうですが、そのような応用は中国ではなく、日本で江戸時代に始まったといわれています。江戸後期から医学考証学の基礎を築いた目黒道琢《めぐろどうたく》の『餐英館療治雑話《さんえいかんりようじざつわ》』の中に、「怒り」というキーワードが出てきます。ここで述べられている怒りは、怒っているかと患者に聞いて、怒っていれば必ず効くというレベルの怒りであり、患者自身が意識している怒りです。

しかし、心身症的症状の原因になる怒りは、患者が意識していない世界に、少しずつ蓄積する怒りであり、このほうが強い症状を引き起こすことはあまり知られていません。

そして、心身症的症状の中でも、最も頻度の高いものが痛みであり、痛みの場所も強さも、まちまちであることを特徴とします。つまり、神経学的に説明できないタイプの痛みです。

患者Aさんでは、姑が強いストレスの原因となっており、姑の存在が怒りという感情をAさんの無意識の世界に徐々に蓄積させ、それが激怒のレベルになったときに、身体の防衛反応として、痛みにはけ口を求めたと解釈できます。

3週間後に、Aさんが外来に来られました。Aさんが診察室に入ってこられて最初に感じたのは、前回とは表情がまったく違っており、何かすごく優しい雰囲気を醸し出していたということでした。

私「3週間抑肝散を飲んでいただきましたが、いろいろな症状はどうなりましたか」
A「飲み始めて2週間くらいは、あまり変わりがなかったのですが、2週間を過ぎたあたりから、全身の痛みが徐々に軽くなってきました」
私「漢方薬を飲み始める前の痛みを10としますと、今日あたりの痛みの程度はどのくらいでしょうか」
A「だいたい半分くらいだと思います。今までこんなにお薬が効いたことはありませんでしたので、嬉《うれ》しくって」
私「気分的にも少し楽になったでしょうか」
A「前回、家庭のことを聞いてもらえて、ねぎらいの言葉をかけていただきましたが、今までそんなふうに言われたことがなかったので、少し気が楽になりました」
私「これは私の意見ですが、確かに関節リウマチではあるのかもしれませんが、今の症状をすべて関節リウマチで説明するのはちょっと無理があるのではないかと考えています。このまま漢方治療を続けていけば、今飲んでいるリウマチ薬を減らすことができるかもしれません」

A「リウマチの薬は、かなり強い薬だと聞いていますので、減らせたら嬉しいです」

私「では、今回は前回と同じ抑肝散という漢方薬を4週間出しますので、また来月、症状の変化を教えてください」

処方

抑肝散　1回1包　1日3回　28日分

そして4週間後。

私「その後はいかがですか」

A「家庭でいろいろなことがありましたが、今までのようには疲れませんので、漢方薬

（抑肝散）は効いていると思います」

私「本当に雰囲気がやわらかくなりましたし、表情も穏やかですよ。ところで、今一番辛《つら》い症状は何でしょうか」

A「気分はよくなりました。あとは手首と肘《ひじ》と足の裏の痛みがとれれば申し分ありません」

私「そうですね。痛みはどれも筋肉、靱帯《じんたい》、腱《けん》などからきていると思いますので、抑肝散に加えて麻杏薏甘湯《まきようよくかんとう》という筋肉系専門の痛み止め漢方薬を飲んでみてください」

A「わかりました。一緒に飲んでもいいのですか」

私「ちょっと量は多くなりますが、一緒に飲んでも構いませんよ。ではお大事に」

処方

抑肝散　1回1包　1日3回　30日分

麻杏薏甘湯　1回1包　1日3回　30日分

このように抑肝散の治療対象は、古典でいわれているような目に見える怒りではありません。ひとつひとつはそれほどでもない程度の怒りは、往々にして心の奥底に隠されてしまうことが多いのですが、小さな怒りでも蓄積すると激怒になり、痛みの医学では解釈不可能な症状を呈し、西洋医学的な治療に難渋することになります。

Ａさんは、３カ月間は同じ処方で治療されていましたが、その後、麻杏薏甘湯は症状が緩和したので中止となり、抑肝散は１日２回に減量して、そのまま半年服用を続けて、一旦休薬となりました。関節リウマチについては、プログラフは中止され、リウマトレックスのみで治療を続けています。一見、関節リウマチで説明できそうな病態の裏に潜んでいる心因を暴き出すことで、患者さんの負担が軽減されるだけでなく、ＱＯＬ（生活の質）も向上します。

いろんな診療科を経て漢方で治った症例……Bさん（30歳、男性）

次に、一見複雑な症状を呈していた患者さんの根本的な問題は単に肩こりだったという例を紹介します。

私「問診票によると、頭痛、首のこり、めまいなどで困っておられるということですね」

B「どの診療科にかかったらいいのかわからなかったものですから、頭痛を診てもらいに耳鼻科へ行きました。そこでは、額のところの副鼻腔炎だと言われて、クラビットという抗菌薬を10日間飲みました。副鼻腔炎は治ったと言われましたが、頭痛はそれほどよくならなかったので脳外科へ行きました。そこでは背中から針を刺して液をとって調べましたが（筆者補足：脳脊髄液をとられたようです）異常はなく、CTでも異常がないので大丈夫だと言われました」

私「大丈夫だと言われたからといって、症状がよくなるわけじゃないですよね。それからどうされましたか」

B「吐き気もあったので、胃からきているかもしれないと思い、消化器科を受診して胃カメラをしてもらいました。そうしましたら、胃炎があったそうで、胃の薬をもらいました。でも、症状は変わらないので、神経からきているかもしれないと言われて、神経内科を紹介されましたが、神経内科でもやはり原因は神経からはきていないから、たいしたことはないから、体操して筋肉を鍛えなさいと言われました」
私「いろいろな科を受診されていますが、どの科でも自分の守備範囲では大丈夫だという
だけで、どうしてBさんの症状が現れて、どうすればよくなるのかということを示して
くれなかったということですね」
B「もうこれではどこに行っても同じだと思って、今は整骨院に通っていますが、これも
効き目はありません。そこで、最後に漢方治療を受けてみようと思って来ました」
私「先ほど行った脳のCT検査では、副鼻腔にはまったく炎症所見がありませんでしたの
で、最初の副鼻腔炎という診断もちょっと怪しいですね。Bさんの症状は首や肩の筋肉、
これを僧帽筋《そうぼうきん》と言いますが、この筋肉のこわばりが頭のほうまで波及して、頭が締めつ
けられるような痛みが現れていると思われます。このような頭痛を緊張型頭痛と言いま
す。吐き気もこれで説明がつきます」
B「ありがとうございます。やっと納得できる説明が聞けました。ところで、漢方治療は
できるのですか」
私「僧帽筋のこわばりに対しては、漢方薬こそ効果があります。漢方薬の独壇場といって

もいいでしょう。有名な葛根湯《かっこんとう》も使えますが、私は桂枝加葛根湯《けいしかかっこんとう》という漢方薬を最初に使っています。まず10日ほど処方してみます。比較的効果は早く出ると思います」

処方

桂枝加葛根湯　1回1包　1日3回　10日分

Bさんの場合も心因がありそうな感じはしましたが、まず僧帽筋のこわばりをとってみて、どの程度効果があるかをみることにしました。

桂枝加葛根湯は、桂枝湯に葛根を加えたものであり、葛根湯から麻黄《まおう》を抜いたものということもできます。かぜ症候群以外の肩こりに使うときには、感染症に使うわけではありませんので、葛根湯に含まれる麻黄が余計ですから、桂枝加葛根湯を用いるほうが理にかなっています。

もともと感冒にも使われましたが、私は肩こりの第一選択薬に位置づけています。患者さんの評判も上々です。

10日後に、Bさんが来院されました。

私「その後、お加減はいかがですか」

B「はい。だんだんに辛い症状の出る時間が短くなって、吐き気はなくなりました。めまいもありませんので、このまま治っていく気がします」

私「おそらく、症状はだんだん消えていくと思います。今回はめまいに対して五苓散《ごれいさん》も追加しておきます。症状がよくなってくれば当然飲み忘れが多くなってきますが、飲み忘れは気にしないでください。少しずつ飲み忘れが多くなって、自然消滅するのが理想的ですので」

B「わかりました。漢方治療を始めてよかったです」

処方

桂枝加葛根湯　1回1包　1日3回　28日分

五苓散　1回1包　1日3回　28日分

現代医療では、診療科が細分化されていて、それぞれの診療科で特別な異常所見が見つからないときには、ほかの診療科を紹介するわけでもなく、なんともないと告げてお帰りいただくのがふつうの対応になっています。

しかし、これは医師の観点であり、患者さんの視点から見ると、ふつうとは言えません。総合診療科とか心療内科を受診すれば、多少マシな対応になることもありますが、心因性だとしても精神安定薬で解決しないことも多々あります。漢方薬はもともと精神的なことを含めた、システム異常に対応するようにデザインされていますので、今回の桂枝加葛根湯による治療も、ごく自然の帰結として行われます。

患者さんが痛いと訴えると、どうしても痛いところに痛みの原因を求めたくなりますが、痛み止めが無効の場合には、痛いところは棚上げにして、身体を仔細《しさい》に観察することにします。なんらかのシステム異常が発見できれば、それが漢方治療の糸口になることがあるのです。

第5章　漢方薬を使った痛み治療の実際

本章では、現代医学の弱点のひとつである「痛み」の治療に対して、どのような漢方処方が有効であるのか、症状別に紹介していきます。

それぞれの漢方薬を選ぶときのポイントを表（階層構造）で示しました。ターゲットとなる「病態（炎症、微小循環、水分分布、熱産生などのシステムがどのように変調を来している か）」、漢方薬を飲んだとき身体が全体としてどのように「応答（反応）」するのか、それと私が毎日の臨床で感じた処方のコツを「キモ（肝）」と表して記してあります。最後に病名を書きました。病名が最後になったのは、病名から短絡的に漢方薬を選択できることは少なく、むしろ同じ病名でも、病態が異なると処方する漢方薬は違うことが往々にしてあるからです。

この表を見るだけで、漢方薬の特徴をある程度把握できるようになっていますので、ぜひ参考にしてください。

漢方薬名についている数字は、株式会社東洋薬行以外のすべての漢方薬メーカーに共通の製品番号です。

なお、これから、いろいろな症状についての「処方例」を示しますが、健常な成人への処方とお考えください。これはあくまでも目安で、個人個人の病状によっては異なった処方になることがあります。大人も子どもも、医療機関を受診して、医師から処方せんを発行してもらってください。

1　組織が傷害を受けて炎症を起こしたとき（炎症性疼痛・傷害受容性疼痛）

身体の組織がなんらかの原因で破壊されたとき、炎症によって起こる痛みが、炎症性疼痛・傷害受容性疼痛です。難しい名前がついていますが、歯痛や筋肉痛、胃痛、片頭痛といった、ごくポピュラーな痛みのことです。

炎症の起こっている部位で、発痛物質（ブラジキニンなど）や、感作《かんさ》物質（プロスタグランディンなど）、炎症性物質（サイトカインなど）が産生されることによって発生します。

これらの物質によって絶え間なく痛みが続き、さらに侵害受容器（刺激をキャッチするセンサー）が過敏になることによって、痛みの感覚がいっそう顕著になります。こうした痛みに対して、漢方薬はとても有効です。

●歯痛

歯の痛みは虫歯や歯周病に関連して、日常よく遭遇する痛みのひとつです。少し歯茎が腫れている程度でしたら、ＮＳＡＩＤｓや鎮痛薬で対処できます。

しかし、歯茎の炎症が高度なときや、歯根の先や歯槽に膿《うみ》が溜《た》まって炎症を起こしている場合は、痛み止めがほとんど役に立ちません。そんなときには、立効散《りっこうさん》と排膿散及湯《はいのうさんきゅうとう》が役に立ちます。

①歯根部の急性の炎症、口腔内の急性の炎症

立効散が適用される病態は、歯根部の急性の炎症と、口腔内の急性の炎症です。立効散の服用によって得られる応答は、歯根部の炎症の急速な消退と、口腔内の炎症が収まることです。

この漢方薬は服用法が独特で、含み飲みという方法をとります。どのような方法かと言いますと、約50㎖の水に立効散1包を溶かして、少しずつ口に含み、痛いところにブクブクしながらなじませたあと飲みこむのです。

立効散には、軽い局所麻酔作用がありますので、口の中に心地よいしびれ感が広がるとともに急速に痛みが消えていきます。

抜歯のあとの痛みにも有効で、この場合には1回に2包使います。

処方例　立効散 ― 1回1包（歯の痛いときに頓服で含み飲み）1日数回の使用可

110	立効散
病態	歯根部の急性炎症
応答	歯根部の炎症が急速に収まる
キモ	含み飲み（水に溶かして少量ずつ口に含んで、痛いところになじませてから飲みこむ）
病名	歯痛　抜歯後歯痛

②化膿《かのう》による炎症

歯根の先や歯槽に膿が溜まって、化膿による炎症が歯の痛みの主な原因になっているときには、排膿散及湯を使ってみます。

排膿散及湯は、そこに膿があれば、どこの部位でも関係なく、また化膿が初期でも進行していても使えます。早い時期なら膿を吸収して、進行していたらキズを噴火させて膿を放出させます。

処方例 排膿散及湯――1回1包 1日3回（症状に応じて6回まで増量可） 7日分

122	排膿散及湯
病態	細菌感染による炎症 化膿巣（おできのようなもの）の形成
応答	化膿巣が小さければ吸収され、大きければ自壊する
キモ	身体のどこであっても、そこに膿があれば使える
病名	膿皮症 おでき 化膿の切開後 化膿性副鼻腔炎 歯槽膿漏 肛門周囲膿瘍 麦粒腫

●咽頭痛《いんとう》

咽頭の炎症は、かぜの初期によくみられる病態です。この炎症は、ほかの部位の炎症とは少しパターンが違います。

咽頭という部位は、直接外界と接しているので、かぜでよく起こる鼻炎などとは違う経過をとります。鼻には鼻毛が生えていますし、鼻の粘膜からいろいろな抗炎症性の物質が出て、そう簡単に奥まで病原体が届かないように守っています。

これに対して、咽頭の場合は、バリアになる装置がまったくないので、直接咽頭の粘膜がやられてしまいます。

咽頭の炎症には、桔梗石膏《ききょうせっこう》、桔梗湯、小柴胡湯加桔梗石膏《しょうさいことうかききょうせっこう》が使われます。桔梗石膏と桔梗湯は、発症後3、4日までの初期に、そして小柴胡湯加桔梗石膏は、発症後4、5日以上経過したこじれた症例が対象になります。

咽頭炎が発症したばかりで、症状も咽頭の痛みだけである時期には、桔梗石膏か桔梗湯が適用されます。この時期では、咽頭の色はきれいな赤で、汚い感じはしません。

桔梗石膏はそのままゴクンと飲んでしまってもいいのですが、桔梗湯は50㎖くらいの水に溶かして、少しずつ口に含んで咽頭に5秒以上ゴロゴロなじませてから飲みこむ、含み飲みをします。ゴロゴロなじませることで、咽頭粘膜への直接作用が期待できるからです。

咽頭の炎症が周囲に波及したときには、小柴胡湯加桔梗石膏が用いられます。このような症状がみられるころには咳が出始めることもあります。また、咽頭の色が黒ずんだ赤色になり、例えて言うと、マグロの赤身のような色になります。ほとんどの咽頭炎の患者さんは、この時期になって初めて外来を受診されます。

処方例	
桔梗石膏	1回1包　1日3回（症状に応じて6回まで増量可）　4日分
桔梗湯	1回1包・1日3回（症状に応じて6回まで増量可、必ず含み飲みをすること）　4日分

N324　桔梗石膏　138　桔梗湯	
病態	急性の咽頭の炎症
応答	咽頭の炎症が急速に消退する
キモ	この時期の咽頭はきれいな赤色である
病名	急性咽頭炎

処方例	小柴胡湯加桔梗石膏
	1回1包　1日3回（症状に応じて6回まで増量可）7日分

109 小柴胡湯加桔梗石膏

病態	咽頭の炎症が周囲に波及　気管支炎のなりかけで咳が出始める
応答	咽頭周囲炎や軽度気管支炎が急速に消退して咳が鎮まる
キモ	発症後4、5日以降にはこれを選択　多くの患者はこの時点で受診する
病名	急性咽頭周囲炎

●肩関節周囲炎

肩関節の周囲に起こる炎症の総称です。原因としては、急性肩関節炎、肩関節部打撲、変形性肩関節症、肩石灰沈着性腱炎、五十肩、腱板損傷などがあげられますが、病態は肩関節周囲の炎症で共通しています。

二朮湯《にじゅつとう》がこの炎症に特化した漢方薬です。しかし、二朮湯単独では、効果が不十分なことが多いので、ブシ末《まつ》を加えることが推奨されます。

処方例		
	二朮湯	1回1包　1日3回（症状に応じて6回まで増量可）　7日分
	ブシ末	1回0・67g　1日3回（症状に応じて6回まで増量可）　7日分

88　二朮湯

病態	肩関節周囲の炎症
応答	肩関節が楽に動かせるようになる
キモ	ブシ（加熱したトリカブト）を併用すると効果が一段とアップする
病名	肩関節周囲炎　五十肩

●筋肉痛

腱や靱帯を含めた筋肉系の痛みは、急性の整形外科系の痛みの大部分を占めます。これ以外の整形外科系の痛みは、関節痛と神経痛ですが、ＮＳＡＩＤｓはこれらの痛みに対して、そこそこ満足すべき効果を示します。

しかし、最も多い筋肉系の痛みには、ＮＳＡＩＤｓの効果は不十分で、満足度は低いのが現状です。そこで漢方薬の出番です。筋肉系の急性の炎症に特化した麻杏薏甘湯《まきょうよくかんとう》が用意されています。

麻杏薏甘湯は、急性の筋肉系の痛みには、痛い筋肉系がどこであっても使えます。上半身と下半身の区別なく、筋肉系というシステムに対して使います。

とくに、冷えたり、夕方になったりすると、痛みが強くなる場合には、より応答が出やすい傾向があります。痛みの程度が強いときには、芍薬甘草湯《しゃくやくかんぞうとう》を追加して、効果の増強を図ります。

処方例	
麻杏薏甘湯	1回1包　1日3回（症状に応じて6回まで増量可）　7日分
芍薬甘草湯	1回1包　1日3回（痛みが重症のときに追加：症状に応じて6回まで増量可）　7日分

78 麻杏薏甘湯

病態	筋肉系（筋肉、腱、靭帯）の急性の炎症
応答	筋肉系の炎症が急速に消退する

キモ	冷えることで、あるいは夕方になると症状が悪化する人は効きやすい
病名	急性筋肉炎　急性腱炎　急性靱帯炎

68 芍薬甘草湯

病態	骨格筋／平滑筋を問わず急激に起こるけいれん性の痛み
応答	けいれん性の痛みがごく短時間で消退する
キモ	とにかくギューッときて痛い場合ならなんでも適用される
病名	こむら返り　子宮がギューッとくる月経痛　尿管結石　ぎっくり腰　胃けいれん　しゃっくり

●急性関節痛

関節痛の病態は関節の炎症です。原因は千差万別ですが、関節が腫れて痛むという病態であれば、原因を問わず漢方薬で治療できます。

①上半身の関節の痛み

桂枝加朮附湯《けいしかじゅつぶとう》は、主に上半身の関節に適しています。関節痛のほかに、上半身の神経痛（肋間《ろっかん》、三叉《さんさ》、上腕）にも効果があります。

寒冷や湿気に曝露《ばくろ》されたときに症状が悪くなる人は、応答しやすいといわれています。症状が強いときにはブシ末を追加して効果を増強します。

処方例	
桂枝加朮附湯	1回1包　1日3回（症状に応じて6回まで増量可）　7日分
ブシ末	1回0・67g　1日3回（症状に応じて6回まで増量可）　7日分

18　桂枝加朮附湯	
病態	ほぼ上半身限定　神経の炎症　関節の炎症
応答	神経痛やしびれが軽減　関節の腫れや痛みが軽減
キモ	寒さや湿気で症状が悪くなる人は効きやすい
病名	神経痛（肋間、三叉、上腕）　上肢の関節痛　抗がん剤による上肢のしびれ

②部位は問わず、局所に熱を持つようなタイプ

越婢加朮湯《えっぴかじゅつとう》は、上半身下半身を問いませんが、局所に熱を持つような病態に適しています。熱感を伴う関節の炎症に対する応答を引き出すほかに、眼の充血を伴う炎症や、下腿《かたい》（膝から足首までの部分）から足の浮腫に対する応答も引き出します。

この下腿に現れる浮腫は、色黒で筋肉質の「おじさん系」の人が応答しやすいのですが、色白でぷくぷくした「おばさん系」の人には、猪苓湯《ちょれいとう》が選択されます。刺されたところが水っぽく腫れる虫刺されにも有効です。たとえば蚊に刺されたときには、急速に腫れがひいていきます。

なお、「おばさん系」と「おじさん系」の詳細は、155、156ページを参照してください。

処方例				
越婢加朮湯	1回1包	1日3回	（症状に応じて4回まで増量可）	14日分
猪苓湯	1回1包	1日3回	（症状に応じて4回まで増量可）	14日分

28	越婢加朮湯
病態	関節／皮膚の熱を伴う炎症　眼の充血を伴う炎症　膝以下のむくみ
応答	関節／皮膚の炎症、眼の炎症による充血、膝以下のむくみが急速に消退
キモ	むくみはおじさん系（色黒で筋肉質）の人が対象
病名	急性関節炎　関節リウマチ　急性／慢性結膜炎　蚊刺症

40	猪苓湯
病態	膀胱の軽い感染症による炎症　尿路結石の形成　腰以下のむくみ
応答	洗い流し効果で炎症が迅速に消退　石がポロポロ落ちる　むくみが徐々に取れる
キモ	むくみはおばさん系（色白でぷくぷくしている）の人が対象
病名	急性膀胱炎　尿路（腎臓、尿管、膀胱）結石症　腰以下の浮腫

●胃痛

ここで扱う胃の痛みは、明らかな胃炎や胃潰瘍《いかいよう》などが認められないのに、胃が痛む場合です。

①神経性胃炎による胃痛

神経性胃炎とはっきりいえるときには安中散《あんちゅうさん》が選択されます。ストレスによって、胃の粘膜に炎症が起こったり、胃酸の分泌が増えたりする場合にも適用されます。

治療目標は、胃の甚だしい痛みです。

処方例	安中散	1回1包（または1回2カプセル） 1日3回（症状に応じて4回まで増量可）　7日分

5　安中散

病態	ストレス性の胃病変　胃粘膜の炎症　胃酸分泌の過多
応答	胃痛がとれて胃の消化機能が回復する

キモ	ストレスが原因で甚だしく胃が痛くなる人が対象 甘いもの好きな人に効きやすい
病名	神経性胃炎　胃アトニー　胃酸過多

②胃が弱っているときの胃痛

胃の働きが落ちていたり、胃が弱っていたりして、痛みが出ているときには、六君子湯《りっくんしとう》が選択されます。六君子湯が適用される主な病態は、胃底部の適応性弛緩の欠如と、胃内容の十二指腸への排出能の低下、胃から分泌されるグレリンというペプチドの分泌低下です。このうち、適応性弛緩について少し説明します。

胃に食べ物が入っていないときには、胃の上部は縮んでいます。ところが、食事を始めるとすぐに、この部位が思いっきり膨らんで、1回の食事で食べたものをすべて溜めこみます。食事のあとにみぞおちが膨らむのはこのせいです。

胃の上部が十分膨らまないと、胃の下のほうから食べ物が溜まってしまい、胃の出口がふさがれて、胃の動きも悪くなり、胃がもたれて痛くなることがあります。

このような病態に対して六君子湯は、胃の上部を膨らませるように働きます。グレリンは食欲に関係するペプチドで胃の粘膜から分泌されます。分泌が足りないと食欲が低下することがあります。

処方例　六君子湯　1回1包　1日3回（症状に応じて6回まで増量可）　7日分

43	六君子湯
病態	胃底部（胃の上部）が摂食時に膨らまないので1回分の食べ物が溜められない　胃内容の十二指腸への排出能が低下　食欲を増すグレリンの分泌が低下
応答	胃底部が膨らんで1回分の食べ物を溜められるので消化がよくなる　胃内容の十二指腸への排出能が回復　グレリンの分泌が回復して食欲が戻る
キモ	食べ物は1回全部、胃底部に溜まったあと、少しずつ下に流れるときちんと消化される
病名	機能性ディスペプシア　急性／慢性胃炎　食欲不振　胃痛

●片頭痛

片頭痛は、発作的に起こる激しい頭痛で、視界がチラチラするなどの前兆のある場合と、前兆なしにいきなり始まる場合があります。

発作中は、普段なら気にならない光や音や匂いなどに、極度に敏感になります。ですから、カーテンを引いて暗くした部屋で布団をかぶって、ひたすら発作の嵐が過ぎるのを待つことになります。

本人が訴える症状以外に、特別な診断法はありません。発作の多くは48時間以内に消失しますが、消え方が急速で、頭痛が治まれば何事もなかったかのようにシャンとしているので、ただの怠け病と陰口をたたかれたり、仮病と思われたりして、辛い思いをすることもあります。

西洋薬では、トリプタン系といわれる特効薬があります。しかし、発作が本格的に起こってしまってからでは効果が弱く、前兆が起こるやいなや、飲まないと効果が半減します。しかも、効果は対症療法的で、一時的に頭痛は治りますが、いくら飲み続けても片頭痛そのものは治りません。

これに対して、呉茱萸湯《ごしゅゆとう》という漢方薬は、発作が起こってからでも効果があり、継続して服用することで、片頭痛そのものが治ってしまうこともあります。

片頭痛の中でも、月経に関連する片頭痛は、程度が強くて治療抵抗性です。トリプタン系の有効率はせいぜい20~30%で、呉茱萸湯も効きません。そこで、頭痛と血の道症に効能のある川芎茶調散《せんきゅうちゃちょうさん》を頓服で使ってみたところ、有効な例が多くみられました。

処方例	呉茱萸湯	1回1包　1日3回（継続して服用）　14日分

または

処方例	呉茱萸湯	1回2包（片頭痛発作時に頓服で）
	川芎茶調散	1回2包（月経片頭痛発作時に頓服で）

31	呉茱萸湯
病態	三叉神経の炎症　神経の炎症が血管に波及 頭蓋内の血管が拡張し片頭痛発作となる

応答	三叉神経痛が改善　片頭痛が改善（発作が起こったあとでも効くことがある）
キモ	ほぼ片頭痛専用　嘔吐を伴う激しい頭痛にも使える
病名	片頭痛　習慣性頭痛

124 川芎茶調散

病態	頭痛が主症状の感冒　月経が関連した諸症状　月経に関係した片頭痛
応答	頭痛とともに感冒症状が消失　片頭痛を含む月経に関連した症状が楽になる
キモ	「この頭痛は感冒の症状だ」という患者さんの感覚を尊重する
病名	感冒　頭痛　血の道症　月経（関連）片頭痛

●むち打ち損傷

主に追突事故にあったときに、首が大きく前後に揺さぶられることで起こる、頸部《けいぶ》の捻《ねん》挫《ざ》です。実際に骨がずれていたりしたら、激烈な症状が首と上肢に起こりますが、首の骨のX線写真を撮っても、骨の並び方には異常がありません。

しかし、首の症状がいつまでも取れず、痛み止めなどの治療もほとんど効かないことがしばしば起こります。これには心理的な要素がかなり大きいのではないかと、私は思っています。

むち打ち損傷には、はっきりとした加害者がいます。つまり、患者さんは被害者です。当然のことながら、加害者が追突して来なければ、こんなことにはならなかった、という被害者意識があります。

さらに、あまり簡単によくなったら加害者に有利になるので、そう簡単によくなってたまるか、という深層心理が働く場合もあるかもしれません。この心理が症状の改善にブレーキを掛けているとすれば、被害者意識をいかに早く小さくしていくかが、治療効果に直結します。

そのために大事なことが、示談を含めて、事故処理をなるべく早く円満に済ますことです。それでも、わだかまりがなかなか取れないときに有効な漢方薬が、四逆散《しぎゃくさん》です。被害者意識は、言い方を変えると、身体的にも心理的にも社会的にも「ドロドロ」な状態です。四逆散はこのドロドロを解消する方向に持っていく漢方薬なのです。

処方例　四逆散──1回1包　1日3回（症状に応じて6回まで増量可）　14日分

35	四逆散
病態	不安による神経症状　現代では古典的な胃症状・胆道系障害は対象にしない
応答	精神の安定がはかられ不安症状が軽減する
キモ	精神的にも社会的（家庭内を含む）にもドロドロな状態
病名	身体表現性障害　神経性胃炎

●ぎっくり腰

とくに大きな力が加わったわけでもないのに、突然、腰に激痛が起こって歩けなくなり、ひどいときには這《は》いずり回ることになります。医学的には腰部筋筋膜痛症といいますが、膝を曲げないで床に落ちているものを拾おうとしたときによく起こります。

腰の筋肉を包んでいる膜（筋膜）が必要以上に伸ばされることで、筋膜に急性の炎症が起こり、けいれん性の痛みが生じると考えられます。痛み止めはあまり有効ではありません。

そこで、けいれん性の痛みと言えば、芍薬甘草湯の出番です。2時間おきに症状が治まるまで飲み続けると、半日から1日でほとんど軽快し、翌日には仕事へ行くことができるくらいまで回復します。

処方例	芍薬甘草湯
	1回1包（症状が軽快するまで2時間おきに服用し、改善したら服用間隔を延ばしていく）

●こむら返り

日常的に起こりやすい、けいれん性の痛みとしては、こむら返りもあります。こむら返りは、筋肉疲労や運動不足、血行不良、脱水などが引き金となって、ふくらはぎ（こむら）の筋肉がけいれんを起こすことで発生します。

スポーツをしているときや、立ち仕事をしているとき、あるいは寝ているときに、ふくらはぎにぎゅっとした痛みを感じて、七転八倒した経験のある人も多いと思います。そんなとき、芍薬甘草湯を飲むと5、6分でほとんどが治りますし、治ったあとに続くやっかいな筋肉痛も起こりません。

処方例　芍薬甘草湯――1回2包　1回のみ服用

●捻挫

捻挫は、痛み止めだけでは治りません。また、固定しておくと、関節の動きが悪くなりますから、なるべく早く腫れをとる必要があります。ここに漢方薬が使えます。

桂枝茯苓丸《けいしぶくりょうがん》を3～4時間おきに使うと、腫れが早くひきます。翌日に痛みがひいたお子さんもいましたが、通常は3日くらいでよくなります。

処方例　桂枝茯苓丸――1回1包　1日3回（症状に応じて6回まで増量可）　7日分

25　桂枝茯苓丸

病態	微小循環障害（部位や程度を問わない、第一選択） 微小循環障害に伴う軽い炎症
応答	微小循環障害改善に伴う症状の改善（とくに血管網の発達した骨盤腔、肝、肛門など）
キモ	体力中等度以上とか、冷えのぼせという古典的処方目標は無視する
病名	子宮卵巣関連疾患　痔核　肝炎　慢性前立腺炎　下肢静脈瘤 心臓／血管手術後

2　主に微小循環障害に起因する疼痛

微小循環障害という病態は、細い血管が網の目のように張り巡らされている場所によく起こります。その名の通り、細い血管の循環がおかしくなって、血流が淀む病態です。

●月経困難症

身体の中で細い血管のネットワークが最も発達しているのは骨盤です。とくに女性は子宮や卵巣など大事な臓器を骨盤の中に持っているので、微小循環障害の影響を受けやすいという宿命があります。

微小循環障害はいろいろな症状を現しますが、痛みということになりますと、やはり月経痛でしょう。症状が同じ月経痛でも、その病態が微妙に違うと、効果のある漢方薬も違ってきます。

代表的な漢方薬を挙げてみても、桂枝茯苓丸、当帰芍薬散《とうきしゃくやくさん》、加味逍遙散《かみしょうようさん》、温経湯《うんけいとう》、桃《とう》核承気湯《かくじょうきとう》、通導散《つうどうさん》などたくさんあります。

処方例
桂枝茯苓丸
当帰芍薬散
加味逍遙散
温経湯
桃核承気湯
通導散

いずれも1回1包　1日3回　14日分

23 当帰芍薬散

病態	微小循環障害（とくに骨盤内）　下肢の浮腫と冷え　貧血傾向
応答	主に婦人科系の症状改善　浮腫と冷えの改善　鉄剤に匹敵する貧血改善効果
キモ	気だるくてやる気のない雰囲気　顔色が青白い 妊婦の聖薬（妊娠中の諸症状の緩和）
病名	月経関連諸症状　子宮筋腫／内膜炎　更年期障害　鉄欠乏性貧血　冷え症

24 加味逍遙散

病態	微小循環障害（とくに骨盤内）　精神状態がご迷惑な不安定さを示す
応答	月経関連諸症状の緩和　精神状態が改善すると身体症状も改善する
キモ	魔女のような人（短気な性格で自分の悪口を言う者を蹴散らす）
病名	月経関連諸症状　更年期障害　いわゆる不定愁訴 いわゆる自律神経失調症

106 温経湯

病態	骨盤内の微小循環障害と随伴する炎症　女性ホルモンのアンバランス
応答	微小循環障害と炎症の緩和による症状緩和 女性ホルモンのバランスが取れる
キモ	口唇の乾燥／ひび割れ（とくに重視される症候） 手のほてり　とくに下腹部の冷え
病名	月経異常　更年期障害　子宮内膜炎　不妊症　しもやけ

61 桃核承気湯

病態	骨盤内の微小循環障害　筋金入りの便秘　近寄りがたいイライラ
応答	微小循環障害の緩和による症状緩和　快便となる　安定した精神状態
キモ	透析患者などの頑固な便秘には男性でも使う
病名	月経関連諸症状　便秘　月経時や産後の精神不安

105 通導散

病態	骨盤内と皮膚の中等度ないし高度の微小循環障害と炎症

応答	微小循環障害の緩和による症状緩和 打撲部の微小循環障害の迅速な緩和　快便
キモ	打撲による皮膚の微小循環障害を改善させる最強の漢方薬
病名	月経異常　更年期障害　便秘　打撲症　のぼせなどの高血圧随伴症状

●打撲症

打撲症とは、殴打、転倒、衝突など外力によって、組織が押しつぶされた外傷のうち、皮膚に傷口ができていないものをいいます。

打撲症の患部では、細い血管の循環が滞り、微小循環障害状態になっています。そののちに炎症が起こることもあります。腫れたり、内出血が起こったりするのはそのためですが、西洋薬の中にはこうした病態を治す薬はありません。打撲に対しては、痛み止めを処方して、あとは患者さんの身体が自ら治すのを待つしかないのです。

一方、漢方薬は、微小循環障害を改善するのが大の得意です。腫れや内出血をもとに戻す作用を持っているものがたくさんあるため、打撲の治りを早くするうえでとても役立ちます。

微小循環障害に有効な漢方薬であれば、どれでも効くような感じがしますが、皮膚の微小循環障害に特化した漢方薬としては、第一に通導散が挙げられます。

しかし、通導散は中等度に強い下剤効果を持っていますので、便秘でない人の場合は、3日以上続けて服用すると、おなかがゆるくなってしまって結構キツイと思います。

そこで、通導散よりは効果が落ちますが、二の矢としては桂枝茯苓丸が使えます。最初の2日間は通導散を飲み、そのあと桂枝茯苓丸に切り替えるのです。なお、通導散は鎮痛効果が強いので、当初からNSAIDsの併用は必要ありません。

・便秘のある場合

処方例　通導散　1回1包　1日3回　7日分

・便秘のない場合

処方例　通導散　1回1包　1日3回　2日分

・右記服用後に

処方例　桂枝茯苓丸――1回1包　1日3回　5日分

3　傷害を受けた組織から痛みの信号が出続けるとき（傷害受容性慢性疼痛）

ここまでは急性疼痛についてでしたが、これ以降は慢性疼痛についてお話しします。慢性疼痛は、一般的には「急性疾患の通常の経過あるいは創傷の治癒に要する妥当な時間を超えて持続する痛み」と定義されています（「標準的神経治療：慢性疼痛」）。

まずは、傷害を受けた組織から痛みの信号が出続ける「傷害受容性慢性疼痛」から説明します。この痛みでは、痛いと感じる場所に、痛みの原因になりそうな病変が存在します。

●慢性腰痛

腰痛は、患者さんが病院を受診する理由としてはかなり多いもので、性別にみた通院者の割合では、女性で第2位、男性で第4位でした。

腰痛でも、急性の腰痛は痛み止めで急場をしのいでいれば、1カ月という期間でみると、ほとんど治ってしまいます。しかし、慢性腰痛となると、確かに腰が痛いのですが、痛みを生じる原因となるようなものは腰にはありません。

外来の患者さんの中には、「先日腰が痛くて整形外科にかかったら、4番目の腰椎が変形しているので、これが腰痛の原因だと説明されて納得しました」とおっしゃる方が結構います。確かに、整形外科では、このような説明がよくされていると思います。

しかし、日本の腰痛の第一人者である菊地臣一先生は、著書『腰痛』（第2版）の中で、腰部の形態学的変化を決して腰痛と結びつけてはいけない、と警鐘を鳴らしています。では、形態学的な変化が原因ではないとしたら、どのようなことが原因として考えられるでしょう。

私は、腰以外のなんらかのシステム異常が腰痛の原因だと仮定してみました。名づけて「目の付け所による慢性腰痛の分類」です。

①老化によるもの
年齢が高くなるにつれて、とくに下半身から弱ってくることは、よく見られる現象です。

これは腰の部分の筋肉にも言えることです。腰を支える力が落ちると、弱い筋肉で過度の仕事をしなければならないので、結果として腰の筋肉系が疲れて痛くなります。

栄養面での対策としては、動物性のたんぱく質を積極的に取って、血清アルブミン値を4g以上に保つことが有効です。筋肉の材料であるたんぱく質が不足しますと、腰の筋肉が衰えて、歩く力も落ち、最終的には寝たきりになる確率が高くなります（『介護されたくないなら粗食はやめなさい　ピンピンコロリの栄養学』）。

漢方薬にも生まれながらの生命力が落ちてきた状態、つまり老化を使用目標にしたものがあります。八味地黄丸《はちみじおうがん》、牛車腎気丸《ごしゃじんきがん》、六味丸《ろくみがん》です。

これらの漢方薬は、じっくり長期間にわたって服用することによって、じわっと効果が出てくるタイプで、本格的に効いてくるには、早くて1カ月、遅いときには3カ月以上かかることもあります。ただし、胃腸の弱い人は長く飲むことができません。胃腸の調子が悪くなったら服用を中止してください。

処方例

八味地黄丸
牛車腎気丸
六味丸

いずれも1回1包　1日3回　28日分

7　八味地黄丸　EK-700　八味丸

病態	生まれつきの生命力低下＝老化 下半身の機能低下（とくに泌尿・生殖・運動器）
応答	老化の進行が遅くなる　下半身が元気になる 疲れにくくなる
キモ	胃腸が弱いと飲み続けられない 下肢の冷え／足底のほてりが使用目標
病名	坐骨神経痛　老化による腰痛　排尿障害　不妊症（男女共） 糖尿病　老人性掻痒症

107 牛車腎気丸

病態	ほぼ下半身限定　腰から下の神経痛としびれ 下肢の冷え　生来の生命力の低下
応答	神経痛としびれが軽減　下半身が元気になる　老化の進行が遅くなる
キモ	鎮痛はκオピオイド受容体刺激でインスリン抵抗性改善 NO（一酸化窒素）産生増加で血流改善
病名	坐骨神経痛　老化による腰痛　下肢のしびれ／筋力低下　夜間頻尿

87 六味丸

病態	生まれつきの生命力低下＝老化　下半身の機能低下（とくに泌尿・生殖・運動器）
応答	老化の進行が遅くなる　下半身が元気になる　疲れにくくなる
キモ	手足のほてり　口渇　皮膚の乾燥　胃腸が弱いと飲み続けられない
病名	坐骨神経痛　老化による腰痛　排尿障害　不妊症（男女共） 小児喘息　夜尿症

②腰の微小循環障害によるもの

腰痛の中には、痛みの程度はそれほどではないものの、腰のあたりがなんとなく痛いとか、だるい、すっきりしないというものがあります。

このような腰痛を、腰のあたりの微小循環が悪いので痛みを感じるというイメージに当てはめられるときには、疎経活血湯《そけいかっけつとう》、桂枝茯苓丸、五積散《ごしゃくさん》の中から選択します。桂枝茯苓丸は微小循環障害改善薬ですが、疎経活血湯と五積散は、使用目標が曖昧に表現されることの多い漢方薬で、つかみどころの難しい感じがしますが、それだけに曖昧な症状に向いている便利な薬です。

一両日でなんらかの変化が出てくることもありますが、一般的にはそれほどの速効性は期待しないほうがいいと思います。

処方例	疎経活血湯 桂枝茯苓丸 五積散
	いずれも1回1包　1日3回　14日分

53	疎経活血湯
病態	整形外科領域で血行不良が背景にありそうな痛み
応答	血行不良が改善することで痛みが和らぐ
キモ	なんとなくスッキリしない曖昧な症状に向いている　痛くてだるいとき　酒好き
病名	腰痛症　筋肉痛　関節痛　神経痛　芍薬甘草湯が無効なこむら返り

63	五積散
病態	整形外科領域の炎症　婦人科領域の炎症　上半身は熱く下半身は冷たい
応答	炎症が鎮まり整形外科的／婦人科的症状が改善　熱感と冷えが改善
キモ	起床時が一番痛い腰痛によく効く
病名	腰痛症　筋肉痛　関節痛　月経痛　更年期障害

③疲労によるもの

疲労が重なりますと、筋肉系も疲労して、それが腰痛の原因になることがあります。これには補中益気湯《ほちゅうえっきとう》がおすすめです。補中益気湯の「中」という文字は、中央という意味ではなく、お中（お腹）という意味です。まずは胃腸から元気にして、身体の元気さを取り戻すという効き方をします。
疲労倦怠《けんたい》に至る期間が短いほど、効果は早く出る傾向があります。一般的には1週間もあれば、まず食欲が回復してきて、それに伴って元気が戻ってきます。

処方例　補中益気湯——1回1包　1日3回　14日分

41	補中益気湯
病態	免疫系のバランスの変調　消化管機能全般の低下　免疫系の一時的な低下
応答	抗病反応の回復　腸管免疫の正常化 胃腸の働きと食欲の改善　気力と体力の回復
キモ	漢方薬の栄養ドリンクとも言える　インフルエンザの予防に使える
病名	病後や術後の体力低下　食欲不振　疲労倦怠感 肝がん　肝転移　陰萎　内臓下垂

④冷えによるもの

手足の先や下半身などが冷えることによって腰痛が発症することがあります。直接の因果関係ははっきりしませんが、熱産生能力の低下によって、しわ寄せが腰にくるのではないかと推測されます。

主に手足の冷えに効果のある当帰《とうき》四逆加《しぎゃくか》呉茱萸《ごしゅゆ》生姜湯《しょうきょうとう》と、主に腰の冷えに有効な苓《りょう》姜朮甘湯《きょうじゅつかんとう》が使える漢方薬です。

処方例	当帰四逆加呉茱萸生姜湯 苓姜朮甘湯
	いずれも1回1包　1日3回　14日分

38	当帰四逆加呉茱萸生姜湯
病態	熱産生能力の低下　とくに手足の冷え／変色　冷えによる腰痛／腹痛／頭痛
応答	熱産生量の増加　手足の先まで熱が行き渡る　冷えによる諸症状の緩和
キモ	とくに手足が限局して冷たくなり青みがかった色になる場合に適用される
病名	しもやけ　手足の冷え症　腰痛／腹痛／頭痛（冷えに起因する）　骨盤内うっ血症候群

118 苓姜朮甘湯

病態	熱産生能力の低下　腰から下の冷え　冷えによる頻尿
応答	熱産生量の増加　腰から下が温まり重苦感が去る　頻尿が改善する
キモ	氷水の中に座っているようで、腰に金貨5千枚をぶら下げているように重い（誇大表現）
病名	腰痛症　腰の冷え　夜尿症

⑤怒りによるもの

怒りが腰痛の原因になる、と聞いてもピンとこない方も多いでしょう。そのしくみは、風が吹けば桶屋《おけや》が儲《もう》かる話によく似ています。

まず怒りが昂じますと、α交感神経という自律神経が緊張状態になります。この緊張は、とくに背骨の両側に分布している姿勢筋の微小循環を悪くします。これによって、腰のあたりの筋肉の血行が滞り、結果的に腰痛という形で現れてきます。

感情の中でも、怒りの感情はいつまでも消えにくく、むしろ蓄積して大きくなりやすいのでやっかいです。怒りが原因の痛みだとわからないまま、激しい痛みで寝込んでしまうような人もいます。

抑肝散《よくかんさん》または抑肝散加陳皮半夏《かちんぴはんげ》を投与しますと、だいたい2週間以内に怒りが鎮まって、それに伴って腰痛が楽になってきます。おなかの弱い人には抑肝散加陳皮半夏を出します。

処方例	
抑肝散 **抑肝散加陳皮半夏**	いずれも1回1包　1日3回　14日分

54	抑肝散　83　抑肝散加陳皮半夏
病態	広義の怒りからα交感神経系が緊張し種々の症状を来す
応答	怒りが鎮まり症状が消える　セロトニンを増やしグルタミン酸を減らす
キモ	患者さんが意識している怒りよりも、無意識の世界の怒りは激怒に育つ
病名	ADHD（注意欠如多動性障害）　術後せん妄 認知症の問題行動　怒りによる腰痛

⑥筋肉そのものの慢性炎症によるもの

①から⑤までの処方例は、痛みを感じる腰の筋肉系というよりは、腰痛を訴えている人が、腰痛のほかに何かトラブルを抱えていないかどうかに着目して漢方薬を選択しました。

これに対し、少数ではありますが、腰の筋肉系そのものに、慢性の炎症が起こっている場合があります。急性の筋肉系の炎症なら麻杏薏甘湯でしたが、これが慢性になりますと薏苡仁湯《よくいにんとう》が選択されます。

処方例　薏苡仁湯　1回1包　1日3回　14日分

5-2	薏苡仁湯
病態	筋肉系（筋肉・腱・靱帯）の慢性の炎症　関節の慢性の炎症
応答	筋肉系と関節の慢性炎症が鎮まる
キモ	麻杏薏甘湯を3カ月過ぎても飲みたがる場合には薏苡仁湯にスイッチする
病名	慢性筋肉痛　慢性関節痛

●変形性膝関節症

変形性膝関節症は、主に加齢によって膝関節の軟骨が減って、関節を形成する骨の変形がみられる病気です。

変形を原因とする慢性の炎症が続くことによって、膝が腫れたり、関節内に水がたまったりします。ひどくなると膝のお皿（膝蓋骨《しつがいこつ》）が見えなくなります。関節の軟骨が完全にすり減って、骨同士が直接当たるようになると、歩行が難しくなりますので、手術で人工関節に取り替えます。

そこまでいかない場合は、ＮＳＡＩＤｓを飲んだり、膝関節にヒアルロン酸などを直接注入したりする治療を行います。しかし、炎症のコントロールが難しいので、多くの場合、満足すべき結果が得られません。この弱みにつけこんで、グルコサミンやコンドロイチンなどが、あたかも特効薬のように宣伝されて、通販などで売られています。もちろんこれらの製品が、薬剤として有効であるという証拠は何ひとつありません。

膝に使える漢方薬には、防已黄耆湯《ぼういおうぎとう》と越婢加朮湯があります。処方にあたっては、膝の炎症の様相だけではなく、患者さんの身体的特徴も、漢方薬を選ぶうえで重要になります。

私は「おばさん系」と「おじさん系」のふたつの特徴で使い分けています。

①おばさん系の人には「防已黄耆湯」

防已黄耆湯は「おばさん系」が対象となります。「おばさん系」という言葉は、ちょっと失礼な表現かもしれないのですが、あくまでわかりやすい言葉ということで、ご容赦いただければ幸いです。

では、「おばさん系」というのはどういうタイプかといいますと、膝が大きくて丸く、膝の皮膚がつるつるしていて若々しく、膝のお皿は見えません。また、膝以外の部位にもむくみ傾向があり、「色白、水太り、カエル腹」を特徴としています。

防已黄耆湯は単独よりは、ブシ末を加えたほうが、2倍くらい有効率が高くなります。2週間でなんの変化もなければ、それ以上飲み続けないで中止してください。2週間以内に症状に変化がなくても、尿量が増える場合には、その後に効果が出てくる可能性が高いと思われます。

処方例	
防已黄耆湯	1回1包　1日3回　14日分
ブシ末	1回0・67g　1日3回　14日分

20	防已黄耆湯
病態	膝関節とその周囲の炎症とむくみ　口渇のない発汗過多
応答	膝関節が小さくなって膝のお皿が見えてくる　汗をかかなくなる
キモ	三大症候：色白／水太り／カエル腹
病名	変形性膝関節症　多汗症

②おじさん系の人には「越婢加朮湯」

「おじさん系」というのは、性別に関係なく、色黒で筋肉質のタイプを指します。膝も「おばさん系」のようにまん丸ではなく、痛い部位も膝関節そのものというよりは、内側の靱帯が中心になります。

「おばさん系」の男性はあまりいませんが、「おじさん系」の女性はいます。真っ黒になって、毎日畑仕事をしているような方がそうです。

越婢加朮湯も、2週間以内に有効かどうかを見た目で判断できます。下腿（膝から足首までの部分）に浮腫がある場合には、浮腫も引いて、弁慶の泣き所（脛《すね》の骨）が見えてきます。

処方例　越婢加朮湯――1回1包　1日3回　14日分

●腰部脊柱管狭窄症《せきちゅうかんきょうさく》

脊柱管というのは、背骨の中を通る管のようなもので、その中に神経の束が通っています。これが脊髄と呼ばれるものです。脊髄は脳脊髄液に浮かんでいて、とくに腰部の脊椎《せきつい》（腰椎）が変形して脊髄を押しますと、その部位の脊髄が圧迫されて凹み、ひどくなると数珠のように見えます。

一般的には神経が圧迫されますと、その神経が支配している領域のしびれが生じます。腰部脊柱管狭窄症では、下肢に強いしびれと痛みを感じ、短い距離を歩いてもしばしば休まないと歩行を続けることができません。これは間歇性《かんけつせい》跛行《はこう》といって、腰部脊柱管狭窄症の代表的な症状です。脊髄の圧迫は、反り返るようないわゆるよい姿勢をとると悪化し、背中を丸める猫背のような姿勢をとると改善します。

腰部脊柱管狭窄症の痛みには、ＮＳＡＩＤｓがほとんど効きません。また、わが国の臨床の現場では、定番としてよく処方されているビタミンＢ12製剤（メチコバール）を投与しても、しびれが楽になったという話は聞いたことがありません。痛みがひどくなって歩行が困難になれば、手術を行うことになりますが、強い圧迫を除去するだけで根本的治療ではありません。

日本では唯一、リマプロスト・アルファデクス錠（オパルモン、プロレナール）が脊柱管狭窄症に対する適応症を取っています。これは脊髄の血行を改善する薬ですが、なんらかの効果のある人が半数以上いるものの、これも根本的治療にはなりません。

漢方薬では、牛車腎気丸が第一選択です。これも根本的治療ではありませんが、症状がかなりよくなる人がいます。牛車腎気丸の構成生薬としてブシが入ってはいますが、効果増強のためにブシ末を足して増量したほうが有効率は高くなります。

処方例	
牛車腎気丸	1回1包　1日3回　14日分
ブシ末	1回0・67g　1日3回　14日分

4　傷害はもうないのに痛みの伝導路が興奮し続けるとき（神経傷害性慢性疼痛）

このタイプの痛みでは、障害を来すケガなどの出来事は確かに過去に存在しましたが、すでに治っていて過去の出来事が痛みの原因になっている可能性はまったくないにもかかわらず、あたかも過去の出来事が現在の痛みの原因になっているように見えます。したがって、痛いところに痛みの治療の焦点を当ててしまいがちになるので、延々と的外れな治療を続けることになります。

●帯状疱疹後神経痛

帯状疱疹後神経痛の定義はまだ確定していませんが、すべての定義は、発疹が出現してから1〜6カ月の範囲にあります。臨床試験のためには、3カ月を過ぎると神経痛の回復が遅くなりますので、「3カ月以上続く神経痛」というのが、最も一般的な定義になりました。

英国医学雑誌がwebで発行している『クリニカル・エビデンス』は、現代医学で行われているいろいろな治療法を、信頼度の高い順に掲載しています。

その雑誌の「帯状疱疹後神経痛」の項をみますと、帯状疱疹の急性期に、帯状疱疹後神経痛を予防するとされる抗ウイルス薬、抗うつ薬、オピオイド鎮痛薬などによる治療法には、有効性の証明はないとされています。帯状疱疹後神経痛を発症してからは、ガバペンチンと三環系抗うつ薬は、有益であるとされています。また、オピオイドについても有益である可能性が高いとされています。

しかし、ペイン・クリニックなどの臨床現場では、これらの治療法が最終的な解決法にならないという捉え方が主流です。

漢方薬を使う治療法では、次の4つの段階に分けてそれぞれに適用される漢方薬を示してみます。

①帯状疱疹の急性期

帯状疱疹を発症したらヘルペスウイルス用の抗ウイルス薬であるバラシクロビル塩酸塩（バルトレックス）を使用します。この薬はヘルペスウイルスの増殖は抑えますが、帯状疱疹の症状のもとになっている神経の炎症を抑える効果はありません。

そこで、神経の炎症を強力に抑える応答を引き出す五苓散《ごれいさん》と越婢加朮湯を、バルトレックスと併用します。

五苓散には、神経を取り巻いているミエリン鞘（たとえて言いますと、電線の束に巻きつけたビニールテープのようなものです）の浮腫を改善させる働きがあります。越婢加朮湯は、筋骨格系・神経系の活動性の炎症ならどんなものにも使えます。この3つを併用することで、帯状疱疹後神経痛の発生を防ぎます。

処方例		
五苓散	1回1包　1日3回　7日分	
越婢加朮湯	1回1包　1日3回　7日分	

17　五苓散

病態	脳細胞の水の出入口であるアクアポリン4が開きっぱなしになって脳浮腫が起きる
応答	アクアポリン4を閉めて脳浮腫を改善する 神経の炎症を鎮める　胃腸の水分調整
キモ	上半身にしか効かないので下肢の浮腫には無効
病名	脳浮腫　急性神経炎（例：帯状疱疹） 急性胃腸炎　気圧低下による頭痛　二日酔い

②慢性期の症状が残ってしまったとき

バルトレックス＋五苓散＋越婢加朮湯の治療が終了した時点で、まだ患者さんが治療の継続を希望されるほどの痛みが残っていたら、帯状疱疹後神経痛へ移行するのを防ぐために、次のふたつの処方を試してみます。

冷やすと悪化するときには、桂枝加朮附湯と四物湯《しもつとう》の併用、温めると悪化するときには黄連解毒湯《おうれんげどくとう》、より症状が複雑なときには温清飲《うんせいいん》を用います。

処方例　桂枝加朮附湯　1回1包　1日3回　14日分
四物湯　1回1包　1日3回　14日分

71 四物湯

病態	血の不足による皮膚の乾燥　子宮や卵巣の働きが低下 体力が低下して疲れやすい女性
応答	女性の皮膚を潤す効果ピカイチ 子宮や卵巣の働きが回復　身体の弱い女性が丈夫になる
キモ	きしむ戸の溝に油を塗るような効果
病名	産後の体力低下　月経不順　冷え症　しみ

処方例　黄連解毒湯　1回1包　1日3回　14日分

より病状が複雑なときは

処方例　温清飲　1回1包　1日3回　14日分

15	黄連解毒湯
病態	胃や口腔粘膜の烈しい炎症　心臓や腎臓の血管炎 血管透過性が亢進して出血する
応答	炎症が迅速に消退　止血機転の稼働　抗アレルギー作用を発揮
キモ	のぼせ、顔面紅潮、イライラなど、要するに頭に血がのぼる状態に適用される
病名	胃炎　胃潰瘍　口腔粘膜炎　喀血　吐血　皮膚掻痒症　高血圧随伴症状

57	温清飲
病態	T細胞機能障害による皮膚の炎症／微小循環障害／水分欠乏
応答	皮膚の炎症／微小循環障害／水分欠乏の迅速な消退
キモ	ジクジク・ゴベゴベの見るからに汚い病変に適用される
病名	アトピー性皮膚炎　尋常性乾癬　掌蹠膿疱症　月経関連症状

③帯状疱疹後神経痛を発症してしまったとき

このステージに進んでしまった場合は、もはや痛みそのものを治療しようとしても、意味がありません。痛みは、患者さんが自分でつくっている場合が大半だからです。

そこで、痛みをつくってしまうような精神状態に対し、四逆散や抑肝散、または加味逍遙散を選択します。

精神的にも肉体的にもドロドロである場合には四逆散、抑圧された怒りがα交感神経を亢進《こうしん》させ、微小循環障害から痛みを生じるときは抑肝散、辛さを他人に転嫁したり、身勝手な訴えで周りの人を困らせたりするタイプには、加味逍遙散がお勧めです。

・ドロドロなら

処方例 **四逆散**──1回1包 1日3回 14日分

・抑圧された怒りがあれば

処方例 **抑肝散**──1回1包 1日3回 14日分

・周りにご迷惑な精神不安定さを示す「魔女のようなタイプ」の人なら

処方例 **加味逍遙散**──1回1包 1日3回 14日分

④帯状疱疹後神経痛がこじれてアロディニア（異痛症）になってしまったとき

帯状疱疹後神経痛の治療が迷走して、患者さんの不満がつのった先には、「アロディニア」という治療抵抗性の症候が現れます。この症候は、別名「異痛症」ともいわれ、ふつうの感覚では絶対に痛みを感じないような刺激でも、激痛を感じるようになります。

たとえば、下着を着ると、下着が身体に触る感覚が痛みになって、一日中下着が肌に触れないように、下着をつまみあげ続けたりします。そのほかにも、顔に風が当たると痛い、ブラッシングすると頭皮が痛い、メガネや腕時計やベルトが不快などの症候があります。これは脳の中でつくりあげられて増幅された痛みですので、痛みを抑えるという系統の治療法はまったく意味がありません。

漢方薬には古来、十味剉散《じゅうみざさん》といって、脊髄神経根症やいろいろな神経傷害性疼痛に適用される方剤があります。医療用エキス剤にはありませんが、大防風湯《だいぼうふうとう》と桂枝茯苓丸を合わせるとこれに近くなります。

しかし、私の処方経験では、桂枝茯苓丸の代わりに温清飲を使ったほうがより効果的なので、現在は大防風湯と温清飲をあわせて使っています。

大防風湯はもともと、とことん進行している関節リウマチに使われる漢方薬ですが、桂枝茯苓丸や温清飲と合わせることにより、アロディニア治療薬に変身するのです。ほとんどの症例は、2週間から4週間で効果を自覚し始め、3カ月もしますと、ほとんどの症状が気にならなくなります。最終的には、症状は90％以上消失します。西洋薬での治療では考えられないことです。

十味剉散の近似処方

処方例		
大防風湯	1回1包　1日3回	14日分
桂枝茯苓丸	1回1包　1日3回	14日分

または

処方例		
大防風湯	1回1包　1日3回	14日分
温清飲	1回1包　1日3回	14日分

97　大防風湯

病態	著しい変形を来す関節炎　慢性関節炎で全身衰弱
応答	治るはずがないように見える変形が改善する
キモ	とことん進行しているリウマチに　鶴の膝のような変形（鶴膝風と言います）
病名	末期の関節リウマチ　各種の慢性関節炎

5　心理的な原因で痛み記憶を消す回路に支障が生じるとき（心因性慢性疼痛）

なんらかの原因で身体に異常が起こって痛みが生じたとき、身体の異常が治ったあとも、痛みの記憶が消えずに、痛みを訴え続けるケースがあります。心因性慢性疼痛と呼ばれる状態です。

ストレスなどによって痛み記憶を消す回路に支障を来しているともいわれていますが、はっきりしたメカニズムはわかっていません。身体にはとくに異常は認められず、もっぱら心理的な原因で生じるため、西洋薬だけの治療は困難を極めます。

こうした心因性慢性疼痛に対する漢方治療には、基本的な考え方があります。痛みが激しいと、どうしても痛いところを楽にしてあげようと考えがちですが、痛いところには、痛みの原因がまったく存在していないので、差し当たり痛いところの痛みは棚上げにします。

そして、そのほかの身体や精神に変調がないかどうかを探ります。実際には、痛いほかにはまったく異常がないということはほとんどありません。なんらかの変調が見つかったら、その変調に対する漢方治療を行ってみます。

●舌痛症

舌そのものにはとくに病理学的変化はないにもかかわらず、舌が焼けるように痛くなる病気です。英語では"burning mouth syndrome"（口腔灼熱症候群）という病名がついています。

『クリニカル・エビデンス』では、有益な治療法はなく、有益である可能性がある治療法も認知行動療法のみです。この治療法は、日常の臨床現場では実践は困難ですし、実践するためには特殊な技術が必要です。

一般的な精神安定剤であるベンゾジアゼピン系鎮静薬は有用なこともありますが、副作用が強いので有益な治療法とは言えません。
処方例は、次の線維筋痛症と一緒に説明します。

●線維筋痛症

舌だけでなく、全身または広範な部分に痛みがあるのに、検査をしても異常が認められない病気が、線維筋痛症です。

痛みの強さは人によってさまざまで、日によって痛みの度合いが変わったり、痛む部位が変化したりすることもあります。中高年の女性に多く、重症化すると、ちょっとした刺激でも激痛を感じるようになって、日常生活を送ることが困難となります。ひどい場合には、痛みを苦にして自殺する人までいます。

西洋薬ではプレガバリン（リリカ）が保険適用となりましたが、すべての線維筋痛症の患者さんに有効ではなく、現在でも治療の難しい病気とされています。

漢方薬の場合は、舌痛症と線維筋痛症に対して、とくに決まった処方があるわけではありませんが、四逆散か抑肝散、あるいは両方を基本処方として、それぞれの患者さんに応じた方剤を併用するのが最も効果的なやり方であると考えています。

・症状に悩まされて身も心も「ドロドロ」になっていたら

処方例　**四逆散**——1回1包　1日3回　14日分

・抑圧された怒りがあれば

処方例　**抑肝散**——1回1包　1日3回　14日分

・周りにご迷惑な精神不安定さを示す「魔女のようなタイプ」の人だったら

処方例　**加味逍遙散**——1回1包　1日3回　14日分

・精神的に暗くなり、わなわなしていたら

処方例　**半夏厚朴湯**《はんげこうぼくとう》——1回1包　1日3回　14日分

・イライラしていたら

処方例　**桂枝加竜骨牡蛎湯**《けいしかりゅうこつぼれいとう》
柴胡加竜骨牡蛎湯《さいこかりゅうこつぼれいとう》——いずれも1回1包　1日3回　14日分

16 半夏厚朴湯

病態	咽喉部の炎症と異常感覚　咽喉部の機能低下　抑うつ状態
応答	のどが気にならなくなる　嚥下反射／咳反射が改善　気分が明るくなる
キモ	「話すことを忘れないようにメモに書いてきました」という患者には即決で処方
病名	全般性不安障害　食道神経症　咽喉頭異常感症　嚥下障害　誤嚥

26 桂枝加竜骨牡蛎湯

病態	自信喪失　神経衰弱　インポテンツ　隠蔽された神経過敏
応答	自信が回復すると精神が安定し体調が改善する　性的にも回復する
キモ	古典にも「夢精」との記載があり、性的な徴候が使用目標に含まれる珍しい漢方薬
病名	性的神経衰弱　不安・不眠・抑うつ　チック症　子どもの夜泣き／夜尿症

12 柴胡加竜骨牡蛎湯

病態	精神興奮が前面に出て迫ってくる感じ　血管系の炎症　血圧上昇
応答	精神状態が迅速に穏やかになる　血管系の緊張が取れ血圧が下降する
キモ	ストレスで胸が騒ぐ人　ちょっとしたことで驚く人
病名	いわゆるヒステリー　神経性心悸亢進症　高血圧症　子どもの夜泣き

慢性疼痛には、身体的な攻め所と、精神的な攻め所があると考えられます。漢方薬は、そのほとんどの方剤に両方の攻め所が含まれていますので、慢性疼痛の治療薬として理想的な性質を持っています。

これまでお話ししたことが、慢性疼痛でお悩みの多くの患者さんに少しでもお役に立てば幸いです。

最後にもう一度。ここまでお示ししました「処方例」は、あくまでも目安で、個人個人の病状によって異なった処方になることがあります。医療機関を受診して、医師から処方せんを発行してもらってください。巻末に、サイエンス漢方処方に賛同する医師の一覧を掲載いたしました。受診されるときに、ぜひ参考にしてください。

第6章　ここが知りたい漢方薬　Q&A

この章では、漢方薬について、患者さんからよく受ける質問をまとめました。

Q1　漢方薬の飲み方は、食前または食間となっていますが、しばしば忘れてしまって、困っています。食後ではだめでしょうか。

漢方薬の成分には、食べ物と同じような成分が含まれています。ですから、食事をした直後に漢方薬を飲むと、食品中の成分と漢方薬の成分の間で、腸から吸収されるときに競争になります。

一般的には食後に服用すると、効果が2割程度落ちるといわれていますので、食前または食間の服用をお勧めします。しかし実際のところ、食前はおなかが空いていますから、食事のほうが先に頭に浮かんで、うっかり漢方薬を飲み忘れてしまう人も多いでしょう。まして、食間（食後2時間）にきっちり飲むというのは至難のワザです。

これを解決するよい方法があります。1日3回の場合は、「朝、起きたらすぐ」「午後3時ごろ」「寝る前」に飲むようにします。これだと、覚えやすいですし、自然に食前と食間に飲むことができます。また、時間の配分もちょうどいい間隔となります。生活習慣に連動させると忘れにくいので、私の病院の薬袋にはそのように印字しています。

Q2　漢方薬と西洋薬を同時に服用すると何か不都合があるでしょうか。

漢方薬は、非常にたくさんの少量の成分からなっていますので、基本的には使用禁忌や配合禁忌はありません。

唯一、インターフェロンの治療を受けているときに、小柴胡湯《しょうさいことう》を併用することは禁忌とされています。インターフェロンと小柴胡湯を併用すると、場合によっては、間質性肺炎のような命を脅かす病気が副作用として引き起こされる可能性があるからです。

その他の薬については、安心して一緒に飲んでください。

Q3　医療機関で処方される漢方薬と、薬局やインターネットで購入する漢方薬は、名前が同じなら成分は同じなのでしょうか。市販の漢方薬は中身が薄いと聞いたのですが、本当ですか。

漢方薬は名前が同じでも、会社によって成分に違いがあります。使っている生薬の産地が違っていたり、煎じ方が違っていたり、あるいは生薬の種類が違っているものもあります。各社それぞれ独特の製法で申請しているので、おのずと効果も違ってきます。医療機関で処方されるエキス剤に、会社名が大きく入っているのはそのためです。

ですから、私のところでは、症状別に各会社のエキス剤を使い分けています。この症状にはこの会社のものがいいということが経験的にわかっていて、それに応じて選択しているのです。

東日本大震災が起こったとき、いつも使っている漢方薬製薬会社の工場が被災してしまって、他社のある漢方薬を使ったところ、かなり効き目が悪かったということがありました。そのくらい会社によって違いがあるのです。

市販の漢方薬のほうが中身は薄いのか、というご質問については、その通りです。市販の漢方薬は安全性を考えて、医療機関で処方される漢方薬よりも、成分の量を少なくしてあります。したがって、同じ1包を飲んでも、市販品の場合はどうしても効果がそこそこになります。

Q4　自分の住んでいる地域で、漢方薬に詳しい医師がどこにいるのかわかりません。サイエンス漢方処方をしてくれる先生を探すにはどうしたらいいのですか。

私が主宰するサイエンス漢方処方研究会の会員（2016年2月末現在の登録数約300名）を中心に、サイエンス漢方処方に賛同される医師のリストを巻末に掲載してあります。お住まいの近くにリストの医師がいれば、そこへ行くと、第5章で紹介したような漢方処方をしてもらえます。

もちろん、漢方薬は、患者さんによって処方が少し変わってくることがありますので、医師によっては第5章で紹介した処方とは別の薬を出す場合もあると思います。そのときは、受診した先の医師の処方にしたがってください。

また、パソコンやスマートフォンを使って、『漢方のお医者さん探し』という検索サイト（http://www.gokinjo.co.jp/kampo/）で探すのもよい方法です。郵便番号や最寄り駅を入力すれば、自分の住んでいる地域で、積極的に漢方処方をしている医療機関の一覧が出てきます。

インターネットが使えない場合は、かかりつけ医や近所の医療機関へ電話で問い合わせてみるといいでしょう。

Q5　漢方薬は天然成分ですので、身体に優しく副作用もないと思って安心して飲んでいましたが、友人に漢方薬にも副作用があると言われて驚きました。本当ですか。

漢方薬の副作用として最も有名なものは、偽アルドステロン症という薬剤性低カリウム血症です。これは甘草《かんぞう》という生薬が原料になっている漢方薬を飲むと、起こる可能性があります。ちなみに、代表的な漢方薬製薬会社が発売している漢方薬の4分の3は、原料に甘草が使われています。

服用開始早期に、身体の中に今まで感じたことのないむくみを感じる場合は、偽アルドステロン症の可能性がありますので、すぐに服用を中止してください。ゆっくり発症する場合は、血清カリウム値がかなり下がらないと症状は現れません。服用開始後は、できれば1カ月後、遅くても3カ月以内に血液検査を行って、血清カリウム値が下がっていないことを確認すべきです。

血清カリウム値がかなり下がりますと、軽症であれば脱力感や筋力低下など骨格筋の症状、吐き気、嘔吐《おうと》、便秘など消化管の症状、そして多尿、多飲など腎臓の症状が出ますが、重症の場合は、四肢麻痺（手足の麻痺）、呼吸筋麻痺、不整脈、腸閉塞などを発症して重篤なことになります。

患者さんが自由に薬局で購入できることは、お手軽ではありますが、裏にはこのような怖い話も潜んでいるのです。

これ以外の副作用で、血液検査をしなければわからないものに肝機能障害があります。大多数の漢方薬で起こりうる副作用です。一時、やせ薬として防風通聖散《ぼうふうつうしょうさん》が巷《ちまた》で話題になって随分と若い女性の間で売れました。ところが、健康診断などで偶然肝機能障害が見つかり、原因として防風通聖散が考えられる事例が多発しました。

隠れ肝機能障害は、思いのほかたくさんあると思われます。医療機関で血液検査をしないで、長期に漢方薬を購入して服用する危険性はここにもあります。

ですから、慢性の痛みに対して長期にわたり漢方薬を飲むようなときは、医療機関で処方してもらうことが原則です。そうすると、定期的に血液検査をしてもらえますし、保険がききますので、市販品を購入するより値段も安くすみます。

Q6　漢方薬というのは効果が穏やかで、自分では「効いている」ということをあまり実感できない薬だと思っていたのですが、漢方薬だけでも痛みがとれることがあるのですね?

漢方薬は、本文でもお話ししたように、身体のシステムの変調を元の状態に戻していく働きがあります。西洋薬のように敵を攻撃するタイプのものではなく、身体の「治る力」にスイッチを入れるだけです。

しかし、だからといって効果が弱いということはありません。身体の治る力の代表ともいうべき免疫力は、正常に機能していればコレラやチフスといった恐ろしい感染症を退ける力があります。また、日常的にがんの発生・増殖も抑えています。

漢方薬を飲んだとき「効いている」という実感がないのは、その漢方薬が自分の身体に合っていないからでしょう。

私自身、漢方薬を使い始めたばかりのころは、製薬会社のマニュアル通りに処方していたのですが、当時の有効率は5割から6割程度でした。つまり、半数の患者さんにしか

「効いている」と実感していただけていなかったわけです。

その後、毎日の診療で経験を積み、第5章で紹介した独自の階層構造を確立してからは、8〜9割の確率で効くようになりました。やはり8割以上の有効率を保持しないと、患者さんたちの信用を得ることはできません。

今は自信を持って、「漢方薬だけでも痛みがとれる症状はたくさんあります」と言えます。

Q7　変形性膝関節症の痛みに対して、健康食品を利用していますが、漢方薬のほうが効果は高いのでしょうか。健康食品と漢方薬を併用しても大丈夫ですか。

漢方薬は薬価収載されている医薬品ですから、食品である健康食品とはまったく異なります。漢方薬だけで十分に効果が得られますので、併用する必要はありません。

逆に、一緒に飲んだりすると、食事中に漢方薬を飲んだときと同じように、健康食品に含まれる成分が漢方薬と競合して、漢方薬の本来の力が得られない可能性がありますので注意してください。

膝の痛みに健康食品を使われているということは、おそらくグルコサミン、コンドロイチン、ヒアルロン酸などを利用されているのではないかと思われます。

これらはテレビやインターネットなどの媒体を通して、あたかも魔法の薬のように宣伝され、かなり売れているようです。外来の患者さんにもよくお話しするのですが、健康食品には売り方のパターンがあります。ここでもちょっとふれておきましょう。

まず、主に加齢によって起こるいろいろな症状（腰が痛い、膝が痛い、歩きにくいなど）を、ややオーバーに示します。次に、加齢によって痛みが出るのは、このような物質が大幅に減るのですと言ってデータを示します。膝で言いますと、「グルコサミン、コンドロイチン、ヒアルロン酸がこんなにも減るのです」と強調します。次に、この製品には、グルコサミン、コンドロイチン、ヒアルロン酸などが多量に含まれています、と具体的な量を示して説明します。

しかし、そのあとは、ここが重要なのですが、「皆様の健康な生活のために」などというフレーズとともに、健康食品を飲んだといわれている人が、元気に歩いたり、ニコニコして階段を昇ったりする映像が出るだけです。グルコサミンなどが、減った部位に移動して増えるから症状がよくなるとは一言も言いません。見ている人が勝手にそのように想像するように映像をつくっています。

実際のところ、口からグルコサミン、コンドロイチン、ヒアルロン酸を取ったとしても、ほとんど胃腸で分解されてしまいます。わずかに吸収されたとしても、都合よく足りないところに到達することはありません。

もしテレビコマーシャルなどで、「膝で足りなくなったグルコサミンなどが、膝で増えます」などと言ったら、医薬品医療機器等法違反で摘発されます。

このとき、健康食品の販売会社に抗議しても、「私どもはグルコサミンなどが膝で増えるなどということは一言も申しておりません。お客様がどう感じるかまでは、責任を負いかねます」という答えが返ってくるでしょう。ほとんどの健康食品は、このようなワンパターンの売り方をしています。

それでも購入したいという方を止めることはしませんが、漢方薬だけで十分に効果が得られることを述べておきたいと思います。

おわりに

現代医療に漢方薬を取り入れることは、単に処方の幅が広がって、治療が楽になるというような皮相的なことだけではありません。

西洋医学の基本的な治療方針は、まず病気の原因をいろいろな診察法を駆使して明らかにして、次いでその原因を取り除くには、どの作用点を、何を使って、どのような方法で攻撃すればいいかを決めます。標的は確かでも、攻撃が弱いときには、より強い砲弾で爆撃します。

しかし、どんどん強くしていっても、攻撃によって身体に重篤な副作用が起これば、それ以上の攻撃はできません。中途半端な攻撃で、目的を達することができず、攻撃中止・撤退ということも時に起こります。

しかし、このような方法だけが治療の戦略でしょうか。「自然治癒力が発揮されて病気が治った」といった言い方がされることがあります。この自然治癒力という言葉を私は好ましく思いません。治ったのは、自然にではなく、人間がもともと持っている免疫力を、繰り返される闘いの中で、向上させた結果だと考えているからです。

本文でも少しふれましたが、健康というものは、決して何事も起こっていない、のほほんとした状態ではありません。生まれ落ちた瞬間から、人間には内的・外的な攻撃因子が常に襲いかかってきており、それと闘って勝ち続けるということが、生き続けるということです。

漢方薬は、このような人間が本来持つ能力を十二分に働かせるために、最適な応答を引き出します。そのときに、処方選択の基準になるのが、炎症・微小循環障害・水分分布異常・熱産生異常などのシステムの変調なのです。

西洋薬を処方するときにまず考える病気の原因ではなく、病態の的確な把握を基本とする漢方治療を現代医療に導入することは、医師が患者さんをより深く、仔細に診る技術を向上させます。それは、診療を受ける患者さんにとっても、非常に有益なことだと思います。

漢方薬をこのように理解して、積極的に現代医療に使っていくことで、行き詰まっているとも言える、攻撃的薬剤による現代の治療体系が打破できると信じています。

この本を出版することで、日本のみならず、世界の医療の質を向上させるために、多少なりとも寄与することができれば、こんなに嬉しいことはありません。

最後に、本書をまとめるにあたって忌憚《きたん》なきアドバイスをくださった白土彩佳先生に深謝します。そして、いつも私を励ましてくれる息子と、的確なアドバイスをくれる妻に感謝します。

医療法人静仁会　静仁会静内病院　院長　井齋　偉矢

主な参考文献

寺澤捷年「『傷寒論』の成立とその特異性」日本東洋医学雑誌　2006;57:799-804
熊田卓、熊田博光、与芝真ほか「ＴＪ－６８ツムラ芍薬甘草湯の筋痙攣（肝硬変に伴うもの）に対するプラセボ対照二重盲検群間比較試験」臨床医薬　1999;15:499-523
日本神経治療学会治療指針作成委員会編「標準的神経治療：慢性疼痛」神経治療学　2010;27:593-622
菊地臣一『腰痛』（第2版）医学書院、２０１４年
熊谷修『介護されたくないなら粗食はやめなさい　ピンピンコロリの栄養学』講談社＋α新書、２０１１年

■鍋島　茂樹／福岡大学病院（総合診療部、東洋医学診療部）
【サイエンス漢方処方研究会理事】
〒814-0180 福岡県福岡市城南区七隈 7-45-1
電話 092-801-1011　URL http://www.hop.fukuoka-u.ac.jp/

■安東　道夫／医療法人輝栄会 福岡輝栄会病院（消化器内科）
〒813-0044 福岡県福岡市東区千早 5 丁目 11-5
電話 092-681-3115　URL http://www.kieikai.ne.jp/

長崎県

■八坂　貴宏／長崎県上五島病院（外科、総合診療科）
〒857-4404 長崎県南松浦郡新上五島町青方郷 1549-11
電話 0959-52-3000　URL http://www.kamigoto-hospital.jp/

大分県

■西田　欣広／大分大学医学部附属病院（産科婦人科）
〒879-5593 大分県由布市挾間町医大ケ丘 1-1
電話 097-549-4411　URL http://www.med.oita-u.ac.jp/hospital/index.html

熊本県

■菅　健一／スガ歯科医院（歯科）
〒860-0844 熊本県熊本市中央区水道町 1-23 加地ビル 2F
電話 096-351-9125

宮崎県

■玉置　昇／医療法人社団昇陽会 たまきクリニック（内科、小児科）
〒880-1303 宮崎県東諸県郡綾町南俣 657-4
電話 0985-77-2512

鹿児島県

■楠元　孝明／出水総合医療センター（循環器内科）
〒899-0131 鹿児島県出水市明神町 520
電話 0996-67-1611　URL http://www.hospital-city.izumi.kagoshima.jp

沖縄県

■與那覇　博康／沖縄県立八重山病院（総合診療科）
〒907-0022 沖縄県石垣市大川 732
電話 0980-83-2525　URL http://www.hosp.pref.okinawa.jp/yaeyama/

・以上は、「サイエンス漢方処方研究会」会員など、私の漢方処方に関する考え方に共感してくださっている医師のリストです。（私のメーリングリストで、本書へのお名前の掲載を呼びかけ、快諾を頂いた先生方です）
・サイエンス漢方処方を行うかどうかは実際に診察をしたうえで、各医師が決定します。
・この医師たちの所属する病院全体が、必ずしもサイエンス漢方処方を行っているわけではありません。医師の所属先が変わる可能性にご留意ください。
・所属病院のデータは 2016 年 4 月時点でのものです。

井齋偉矢

島根県

■齋藤　雄平／日本赤十字社 松江赤十字病院（心臓血管外科）
■岩崎　伸治／日本赤十字社 松江赤十字病院（総合診療科）
■秦　公平／日本赤十字社 松江赤十字病院（リハビリテーション科）
〒690-8506 島根県松江市母衣町 200
電話 0852-24-2111　URL http://www.matsue.jrc.or.jp
■岩成　治／島根県立中央病院（産婦人科）
〒693-8555 島根県出雲市姫原 4-1-1
電話 0853-22-5111　URL http://www.spch.izumo.shimane.jp

岡山県

■中村　隆文／川崎医科大学 産婦人科学 1（産婦人科）
〒701-0192 岡山県倉敷市松島 577
電話 086-462-1111
URL https://www.kawasaki-m.ac.jp/med/study/info.php?id=414
■辻　尚志／日本赤十字社 岡山赤十字病院（乳腺・内分泌外科）
〒700-8607 岡山県岡山市北区青江 2-1-1
電話 086-222-8811　URL http://www.okayama-med.jrc.or.jp

広島県

■中川　健二／医療法人社団俊幸会 中川外科胃腸科（外科、胃腸科、肛門科）
〒732-0055 広島県広島市東区東蟹屋町 11-23
電話 082-262-2231　URL http://www.nakagawageka.jp/
■髙野　祐護／日本赤十字社 広島赤十字・原爆病院（整形外科）
〒730-8619 広島県広島市中区千田町 1-9-6
電話 082-241-3111　URL http://www.hiroshima-med.jrc.or.jp/
■徳毛　敬三／公立学校共済組合 中国中央病院（産婦人科）
〒720-0001 広島県福山市御幸町大字上岩成 148-13
電話 084-970-2121　URL http://www.kouritu-cch.jp

香川県

■竹川　佳宏／社会医療法人財団大樹会 総合病院回生病院（放射線治療センター）
〒762-0007 香川県坂出市室町 3 丁目 5-28
電話 0877-46-1011　URL http://www.kaisei.or.jp

徳島県

■山田　進一／医療法人山田清明会 山田こどもクリニック（小児科、アレルギー科）
〒770-0053 徳島県徳島市南島田町 4 丁目 54-1
電話 088-634-0013　URL http://yamadakodomo.com

高知県

■浅羽　宏一／社会医療法人近森会 近森病院（総合診療科）
■宮崎　洋一／社会医療法人近森会 近森病院（精神科、総合心療センター）
〒780-8522 高知県高知市大川筋 1 丁目 1-16
電話 088-822-5231　URL http://www.chikamori.com/
■堀見　忠司／社会医療法人仁生会 細木病院（総合診療科、外科）
〒780-8535 高知県高知市大膳町 37
電話 088-822-7211　URL http://www.jinsei-kai.com/

福岡県

■片山　達生／片山医院（内科、外科、麻酔科）
〒829-0111 福岡県築上郡築上町安武 183
電話 0930-52-0505

■西田　博昭／なかつ神経内科クリニック（神経内科）
〒531-0072 大阪府大阪市北区豊崎 3-5-10 KENSO ビル 1F
電話 06-6372-1236　URL http://www.nakatsusinkeinaika.com/
■徳川　吉弘／徳川レディースクリニック（産婦人科）
〒592-8344 大阪府堺市西区浜寺南町 3-2-1 3F
電話 072-266-3636　URL http://www.y-tokugawa.com
■今中　政支／いまなか耳鼻咽喉科（耳鼻咽喉科）
〒569-0053 大阪府高槻市春日町 1-26
電話 072-676-1187　URL http://imanaka-jibika.com/
■田中　千鶴／田中クリニック（小児科）
〒580-0024 大阪府松原市東新町 3-5-17-110　電話 072-330-3386
■川邉　正和／かわべクリニック（在宅医療、緩和内科）
〒577-0843 大阪府東大阪市荒川 3-5-6 MM ビル 203　電話 06-4309-8119
■安田　勝彦／関西医科大学附属滝井病院（産婦人科）
〒570-8507 大阪府守口市文園町 10-15
電話 06-6992-1001　URL http://www.kmu.ac.jp/takii/
■武田　卓／近畿大学東洋医学研究所（所長・教授）
〒589-8511 大阪府大阪狭山市大野東 377-2
電話 072-366-0221　URL http://www.med.kindai.ac.jp/toyo/
■寺川　耕市／公益財団法人田附興風会 医学研究所 北野病院（産婦人科）
〒530-8480 大阪府大阪市北区扇町 2-4-20
電話 06-6312-1221　URL http://www.kitano-hp.or.jp/
■小森　忠光／医療法人光陽会 小森内科（内科）
〒558-0011 大阪府大阪市住吉区苅田 7-11-10 平元ハイツ 1 階
電話 06-6696-1171　URL http://www.komori-naika.com
■住吉　周子／医療法人瑞和会 ラッフルズメディカル大阪クリニック（皮膚科、一般内科）
〒530-0001 大阪府大阪市北区梅田 2-5-25 ハービスプラザ 4F
電話 06-6345-8145　URL http://www.raffles-osaka.com/

兵庫県

■堀江　延和／医療法人社団顕鐘会 神戸百年記念病院（和漢診療科）
〒652-0855 兵庫県神戸市兵庫区御崎町 1 丁目 9-1
電話 078-681-6111　URL http://www.kobe-century-mh.or.jp/
■和久　晋三／和久医院（内科、循環器科、漢方内科、小児科）
〒669-3601 兵庫県丹波市氷上町成松 330-1
電話 0795-82-1470　URL http://www.ne.jp/asahi/waku/tamba/index.html
■三浦　正樹／三浦内科（内科、消化器内科、糖尿病内科）
〒655-0007 兵庫県神戸市垂水区多聞台 2-2-8
電話 078-781-7172
■青木　裕司／あおきクリニック（麻酔科）
〒651-1245 兵庫県神戸市北区谷上東町 8-6
電話 078-586-3500　URL http://www.aoki-painclinic.com/
■平野　泰之／ひらのクリニック（内科、消化器内科）
〒656-0021 兵庫県洲本市塩屋 1-2-15-2
電話 0799-22-6656　URL hirano-cl.net

鳥取県

■三浦　典正／鳥取大学医学部附属病院（薬物療法内科、第二内科診療科群）
〒683-8504 鳥取県米子市西町 36-1
電話 0859-38-6522　URL http://www2.hosp.med.tottori-u.ac.jp/
■米川　正夫／消化器クリニック米川医院（胃腸科、肛門科）
〒683-0853 鳥取県米子市両三柳 880-1
電話 0859-29-1170　URL http://anorectalno1.byoinnavi.jp/pc/
■井藤　久雄／ 鳥取県立厚生病院（病理診断科）
〒682-0804 鳥取県倉吉市東昭和町 150
電話 0858-22-8181　URL http://www.pref.tottori.lg.jp/kouseibyouin/

岐阜県

■小林　浩之／加藤内科クリニック（内科）
〒500-8065 岐阜県岐阜市金屋町 1-18
電話 058-262-0556 URL http://www.kato-naika.jp
■東　敏弥／羽島市民病院（外科）
〒501-6206 岐阜県羽島市新生町 3 丁目 246
電話 058-393-0111 URL http://www.hashima-hp.jp/
■中島　俊彦／なかしまこどもクリニック（小児科、漢方内科）
【サイエンス漢方処方研究会監事】
〒501-0235 岐阜県瑞穂市十九条 247
電話 058-327-3100 URL http://www.n-kodomo.com/ URL http://www.kodomo-kampo.net/
■岡崎　麻理子／おかざきまりこクリニック（泌尿器科、皮膚科、小児科）
〒507-0077 岐阜県多治見市幸町 3-6-1 電話 0572-27-1200
■熊崎　俊樹／医療法人桜遊会 墨俣医院（内科、外科、整形外科、小児科）
〒503-0103 岐阜県大垣市墨俣町上宿 874-1 電話 0584-62-3311

静岡県

■北村　公也／日本赤十字社 浜松赤十字病院（産婦人科）
〒434-8533 静岡県浜松市浜北区小林 1088-1
電話 053-401-1111 URL http://www.hamamatsu.jrc.or.jp

愛知県

■宮澤　裕治／栄町クリニック（内科；肝臓専門医）
〒460-0003 愛知県名古屋市中区錦3丁目 23-31　栄町ビル5階
電話 052-971-0851 URL http://www.sakaemachiclinic.com/
■新井　健一／愛知医科大学（学際的痛みセンター）
■池本　竜則／愛知医科大学（学際的痛みセンター）
〒480-1195 愛知県長久手市岩作雁又 1-1
電話 0561-62-3311 URL http://www.aichi-med-u.ac.jp/paincenteramu/index.html

三重県

■市岡　希典／特定医療法人暲純会 榊原温泉病院（内科）
〒514-1293 三重県津市榊原町 1033-4
電話 059-252-1111 URL http://www.sakaki-hosp.jp
■髙村　光幸／三重大学医学部附属病院（麻酔科〈漢方外来〉）
〒514-8507 三重県津市江戸橋 2-174
電話 059-232-1111 URL http://www.hosp.mie-u.ac.jp/kampo/saito/homu.html

京都府

■中田　敬吾／医療法人聖光園 細野診療所（内科）【サイエンス漢方処方研究会顧問】
〒606-8447 京都市左京区鹿ヶ谷上宮ノ前町 54
電話 075-761-2156 URL http://www.hosonokanpo.com
■三嶋　隆之／三嶋医院（内科、循環器科）
〒606-8083 京都府京都市左京区修学院犬塚町 11-3
電話 075-791-0123
■森居　純／もりいじゅん外科内科クリニック（外科、胃腸内科、内科）
〒601-8183 京都府京都市南区上鳥羽南島田町 64
電話 075-691-9500 URL http://www.mj-clinic.jp

大阪府

■蔭山　充／かげやま医院（女性漢方、漢方、内科）
〒590-0974 大阪府堺市堺区大浜北町 2丁3-7 電話 072-233-3285
■新谷　真知子／しんたに内科クリニック（内科）
〒599-8112 大阪府堺市東区日置荘原寺町 190-9 ミアカーサ萩原天神 101 電話 072-288-3691

■中川　秀樹／社会福祉法人聖母会 聖母病院（耳鼻咽喉科）
〒161-8521 東京都新宿区中落合 2-5-1
電話 03-3951-1111　URL http://www.seibokai.or.jp
■光畑　裕正／順天堂大学医学部附属順天堂東京江東高齢者医療センター（麻酔科・ペインクリニック）
〒136-0075 東京都江東区新砂 3-3-20
電話 03-5632-3111　URL http://www.juntendo.gmc.ac.jp/
■小池　弘人／小池統合医療クリニック（統合医療、内科、心療内科、アレルギー科）
〒160-0004 東京都新宿区四谷 2-8 新一ビル 602
電話 03-3357-0105　URL http://www.koikeclinic.com
■勝田　真行／医療法人社団三真会 勝田医院（泌尿器科、内科）
〒193-0803 東京都八王子市楢原町 556-1
電話 042-625-2727

神奈川県

■金子　章子／ボナ・ディアクリニック（形成外科）
〒222-0033 神奈川県横浜市港北区新横浜 2-4-17 光正新横浜駅前ビル 5 階
電話 045-534-7806　URL http://bonadea-clinic.com/
■前田　長生／大滝町乳腺消化器クリニック（乳腺外科、消化器内科、内科、外科）
〒238-0008 神奈川県横須賀市大滝町 2-12 ヨコスカ・タワー 7 F
電話 046-828-5506　URL http://www.oodakicho-clinic.com

新潟県

■岩田　文英／新潟県厚生農業協同組合連合会 佐渡総合病院（内科）
〒952-1209 新潟県佐渡市千種 161 番地
電話 0259-63-3121　URL http://sadosogo-hp.jp/

石川県

■宮下　知治／金沢大学（消化器・腫瘍・再生外科学）
〒920-8641 石川県金沢市宝町 13-1
電話 076-265-2000　URL http://surg2.w3.kanazawa-u.ac.jp
■山川　淳一／金沢医科大学（総合内科学）
〒920-0293 石川県河北郡内灘町大学 1-1
電話 076-286-2211　URL http://www.kanazawa-med.ac.jp/~general/
■川北　寛志／川北レイクサイドクリニック（産婦人科）
〒923-0964 石川県小松市今江町に 41
電話 0761-22-0232　URL http://www.kawakita-lakeside.com/
■富澤　英樹／公立能登総合病院（産婦人科）
〒926-0816 石川県七尾市藤橋町ア部 6-4
電話 0767-52-6611　URL http://www.noto-hospital.nanao.ishikawa.jp/
■元雄　良治／金沢医科大学病院（集学的がん治療センター）
〒920-0293 石川県河北郡内灘町大学 1 丁目 1
電話 076-286-3511
URL http://www.kanazawa-med.ac.jp/~hospital/　URL http://www.kanazawa-med.ac.jp/~cancer/

長野県

■宮本　英雄／長野県厚生農業協同組合連合会 篠ノ井総合病院（外科）
■小野　静一／長野県厚生農業協同組合連合会 篠ノ井総合病院（リウマチ科）
〒388-8004 長野県長野市篠ノ井会 666-1
電話 026-292-2261　URL http://shinonoi-ghp.jp/
■飯島　正道／飯島耳鼻咽喉科医院（耳鼻咽喉科）
〒386-0024 長野県上田市大手 1-1-78
電話 0268-22-1270
■菅野　隆彦／長野県厚生農業協同組合連合会 下伊那厚生病院（内科）
〒399-3102 長野県下伊那郡高森町吉田 481-13
電話 0265-35-7511　URL http://shimoina-hp.jp/

福島県

■渡邊　正明／一般財団法人温知会 会津中央病院（循環器科、心臓血管外科）
〒965-8611 福島県会津若松市鶴賀町１番１号
電話 0242-25-1515　URL http://www.onchikai.jp

■安斎　圭一／医療法人 安斎外科胃腸科医院（漢方内科、内科、外科、整形外科）
【サイエンス漢方処方研究会理事】
〒960-8131 福島県福島市北五老内町 3-22　電話 024-535-3353

■玉木　信／医療法人癒水会 会津クリニック（泌尿器科、内科、透析）
〒965-0853 福島県会津若松市材木町 1-4-4
電話 0242-38-1150　URL http://aizucl.com

茨城県

■飯島　治／バウワウ動物クリニック
〒300-0331 茨城県稲敷郡阿見町阿見 4788-6
電話 029-888-0900　URL http://bowwow-vet.com

栃木県

■吉澤　浩次／よしざわクリニック（乳腺科、消化器科、肛門科、内科、外科）
〒321-0104 栃木県宇都宮市台新田 1-2-25
電話 028-658-6111、0120-4430-92　URL http://www.yoshizawaclinic.com

■渡邉　久美子／獨協医科大学病院（乳腺センター）
〒321-0293 栃木県下都賀郡壬生町北小林 880
電話 0282-86-1111　URL http://www.dokkyomed.ac.jp

■小野寺　悠太／医療法人 小野寺クリニック（内科、整形外科）
〒323-0806 栃木県小山市中久喜 1615-3　電話 0285-23-4843

群馬県

■西野　道夫／上芝ファミリークリニック（内科、小児科）
〒370-3104 群馬県高崎市箕郷町上芝 183-3　電話 027-360-7235

■長嶋　起久雄／独立行政法人地域医療機能推進機構 群馬中央病院（外科・緩和ケア）
〒371-0025 群馬県前橋市紅雲町１丁目７番13号
電話 027-221-8165

埼玉県

■関根　武彦／関根内科外科医院（消化器外科）
〒367-0232 埼玉県児玉郡神川町新里 221-1
電話 0495-77-7667　URL http://www.sekineclinic.com/

千葉県

■海保　隆／国保直営総合病院 君津中央病院（外科）
〒292-8535 千葉県木更津市桜井 1010
電話 0438-36-1071　URL http://www.hospital.kisarazu.chiba.jp/

■黒木　春郎／医療法人社団嗣業の会 外房こどもクリニック（小児科）
【サイエンス漢方処方研究会理事】
〒299-4503 千葉県いすみ市岬町和泉 1880-4
電話 0470-80-2622　URL http://www.sotobo-child.com/

東京都

■河地　茂行／東京医科大学八王子医療センター（消化器外科・移植外科）
〒193-0998 東京都八王子市館町 1163
電話 042-665-5611　URL http://hachioji.tokyo-med.ac.jp/surg5/

■和智　明彦／公益財団法人東京都保健医療公社 多摩南部地域病院（脳神経外科〈漢方外来〉）
〒206-0036 東京都多摩市中沢 2-1-2
電話 042-338-5111　URL http://www.tamanan-hp.com

岩手県

■伊藤　信彦／いとう内科胃腸科医院（内科、胃腸科、消化器科）
〒024-0061 岩手県北上市大通り3丁目1-9
電話 0197-64-1795

■渡辺　美喜雄／わたなべ脳神経外科クリニック（脳神経外科）
〒024-0082 岩手県北上市町分18地割96-1
電話 0197-65-5777　URL http://website2.infomity.net/8460000119/

■高橋　明／公益財団法人 いわてリハビリテーションセンター（リハビリテーション科、脳神経外科）
〒020-0503 岩手県岩手郡雫石町七ツ森16-243
電話 019-692-5800　URL http://www.irc.or.jp

■熊谷　和久／熊谷内科胃腸科医院（消化器内科、内科）
〒025-0097 岩手県花巻市若葉町3-1-7
電話 0198-22-1234

秋田県

■山本　文洋／医療法人 佐藤病院（内科）
〒015-8555 秋田県由利本荘市小人町117-3
電話 0184-22-6555　URL http://www.satohospital.jp/

■橋本　正治／秋田県厚生農業協同組合連合会 由利組合総合病院（外科）
〒015-8511 秋田県由利本荘市川口字家後38
電話 0184-27-1200　URL www.yuri-hospital.honjo.akita.jp

■相澤　治孝／一般社団法人能代市山本郡医師会立 能代山本医師会病院（整形外科）
〒016-0151 秋田県能代市檜山字新田沢105-11
電話 0185-58-3311　URL http://ny-ishikaihp.jp

宮城県

■高橋　里実／国家公務員共済組合連合会 東北公済病院（内科）
〒980-0803 宮城県仙台市青葉区国分町2丁目3-11
電話 022-227-2211　URL http://www.tohokukosai.com

■柳澤　輝行／東北大学大学院医学系研究科（分子薬理学分野）
〒980-8575 宮城県仙台市青葉区星陵町2-1
電話 022-717-8064　URL http://www.med.tohoku.ac.jp/

■大澤　稔／東北大学病院（漢方内科）
【サイエンス漢方処方研究会理事】
〒980-8574 宮城県仙台市青葉区星陵町1-1
電話 022-717-7000　URL www.hosp.tohoku.ac.jp/

山形県

■諸星　保憲／諸星外科内科クリニック（外科、内科）
〒998-0006 山形県酒田市ゆたか1-5-1
電話 0234-34-2888

■鈴木　聡／鶴岡市立荘内病院（外科）
〒997-8515 山形県鶴岡市泉町4-20
電話 0235-26-5111　URL https://www.shonai-hos.jp/

■太田　宏／医療法人 太田医院（産婦人科）
〒998-0035　山形県酒田市寿町5-9
電話 0234-22-0465

■伊藤　友一／社会福祉法人恩賜財団済生会 山形済生病院（リハビリテーション科）
〒990-8545 山形県山形市沖町79-1
電話 023-682-1111　URL http://www.ameria.org

■井筒　崇司／山形県立中央病院（歯科口腔外科）
〒990-2292 山形県山形市大字青柳1800
電話 023-685-2626　URL http://www.ypch.gr.jp/

サイエンス漢方処方に賛同する医師リスト

■井齋　偉矢（総合診療科）【サイエンス漢方処方研究会理事長】
　西原　和郎（外科）、飯塚　修（腎臓内科）、津田　守弘（内科）、
　清水　平（総合診療科）、山戸　和貴（内科）、工藤　仁士（鍼灸師）
　医療法人静仁会 静仁会静内病院
　〒056-0005　北海道日高郡新ひだか町静内こうせい町 1-10-27
　電話 0146-42-0701　URL http://www.seijinkai.net/
　※本書の内容に関するお問い合わせは office@seijinkai.net までメールでご連絡下さい。

北海道

■宮本　英司／医療法人社団 宮本歯科（歯科）
　〒063-0830 北海道札幌市西区発寒十条 6 丁目 3-7　電話 011-664-4182
■小西　勝人／医療法人社団 そらち乳腺・肛門外科クリニック（乳腺外科、肛門科）
　〒073-0032 北海道滝川市明神町 4 丁目 10-8
　電話 0125-22-4568　URL http://soracli.world.coocan.jp/
■西部　学／医療法人社団 恵庭南病院（外科）
　〒061-1441 北海道恵庭市住吉町 2 丁目 4-14
　電話 0123-32-3850　URL http://www.north-wind.ne.jp/~eniwa373/
■藤井　知昭／北海道大学病院（麻酔科）
　〒060-8648 北海道札幌市北区北 14 条西 5 丁目
　電話 011-716-1161　URL http://www.huhp.hokudai.ac.jp/
■小林　洋／医療法人社団 小林耳鼻咽喉科（耳鼻咽喉科）
　〒064-0820 北海道札幌市中央区大通西 25 丁目 1-2 ハートランド円山ビル 2F
　電話 011-644-3387　URL http://kobayashijibika.jimdo.com/
■大泉　弘子／社会医療法人北楡会 開成病院（内科）
　〒001-0033 北海道札幌市北区北 33 条西 6 丁目 2-35
　電話 011-757-2201　URL http://www.h-kaisei-hosp.com
■谷口　潤／医療法人社団ライフパートナー ここハートクリニック（訪問診療）
　〒001-0013 北海道札幌市北区北 13 条西 3 丁目 2-1 アルファスクエア北 13 条 2 階 F 号室
　電話 011-788-7897　URL http://lifepartner.or.jp/
■國枝　保幸／市立稚内病院（内科）
　〒097-8555 北海道稚内市中央 4 丁目 11-6
　電話 0162-23-2771　URL http://www.city.wakkanai.hokkaido.jp/hospital/
■和田　吉生／市立札幌病院（腎臓移植外科）
　〒060-8604 北海道札幌市中央区北 11 条西 13 丁目 1-1
　電話 011-726-2211　URL https://www.city.sapporo.jp/hospital/
■小笠原　和宏／独立行政法人労働者健康福祉機構 釧路ろうさい病院（外科、乳腺外科）
　〒085-8533 北海道釧路市中園町 13-23
　電話 0154-22-7191　URL http://www.kushiroh.rofuku.go.jp/
■久保　光司／町立中標津病院（内科）
　〒086-1110 北海道標津郡中標津町西 10 条南 9 丁目 1-1
　電話 0153-72-8200　URL https://www.nakashibetsu.jp/nakashibetsu_byouin/
■大田　人可／大田内科・消化器科クリニック（内科、消化器科）
　〒078-8261 北海道旭川市東旭川南 1 条 1 丁目 2-7
　電話 0166-36-8338　URL http://www.oota-cl.com

青森県

■山田　恭吾／一部事務組合下北医療センター むつ総合病院（外科、消化器外科）
　〒035-8601 青森県むつ市小川町 1-2-8
　電話 0175-22-2111　URL http://www.hospital-mutsu.or.jp
■鳴海　康方／康安外科内科医院（内科）
　〒036-8336 青森県弘前市栄町 1-2-6　電話 0172-33-6262

井齋偉矢（いさい ひでや）

一九五〇年、北海道生まれ。北海道大学医学部卒業後、同大学医学部第一外科に入局。専門は消化器外科、肝臓移植外科で日本外科学会認定登録医。一九八八年から三年間オーストラリアで肝臓移植の臨床に携わる。帰国後独学で漢方治療を本格的に始める。日本東洋医学会認定専門医・指導医。二〇一二年にサイエンス漢方処方研究会を設立し理事長を務める。医療法人静仁会 静仁会静内病院（総合診療科）院長。

西洋《せいよう》医学《いがく》が解明《かいめい》した「痛《いた》み」が治《なお》せる漢方《かんぽう》

集英社新書〇八三二Ｉ

二〇一六年五月二二日 第一刷発行

著者……井齋偉矢《いさいひでや》

発行者……加藤 潤

発行所……株式会社集英社

東京都千代田区一ッ橋二-五-一〇 郵便番号一〇一-八〇五〇

電話 〇三-三二三〇-六三九一（編集部）
〇三-三二三〇-六〇八〇（読者係）
〇三-三二三〇-六三九三（販売部）書店専用

装幀……原 研哉

印刷所……凸版印刷株式会社

製本所……加藤製本株式会社

定価はカバーに表示してあります。

ISBN 978-4-08-720832-0 C0247

愛国と信仰の構造 全体主義はよみがえるのか
中島岳志／島薗 進　0822-A

危機の時代、人々はなぜ国家と宗教に傾斜するのか。気鋭の政治学者と宗教学の泰斗が日本の歪みに迫る！

「文系学部廃止」の衝撃
吉見俊哉　0823-E

大学論の第一人者が「文系学部廃止」騒動の真相とともに、「文系知」こそが役立つ論拠を示す画期的論考！

漱石のことば
姜尚中　0824-F

ベストセラー『悩む力』の著者が、漱石没後一〇〇年に〝名言集〟に挑戦。混迷の時代に放つ座右の書！

イスラームとの講和 文明の共存をめざして
内藤正典／中田 考　0825-A

中東研究の第一人者とイスラーム学者が、世界に先駆けてイスラームと欧米の「講和」の理路と道筋を語る。

「憲法改正」の真実
樋口陽一／小林 節　0826-A

自民党改憲案を貫く「隠された意図」とは何か？ 憲法学の権威ふたりによる「改憲」論議の決定版！

ひらめき教室 「弱者」のための仕事論 〈ノンフィクション〉
松井優征／佐藤オオキ　0827-N

テレビで大反響。大ヒット漫画の作者と世界的デザイナーによる「弱者」のための仕事論、待望の書籍化！

世界を動かす巨人たち〈政治家編〉
池上 彰　0828-A

超人気ジャーナリストが、現代史の主役を担う六人の政治家の人物像に肉薄。待望の新シリーズ第1弾！

すべての疲労は脳が原因
梶本修身　0829-I

「体の疲れ」とは実は「脳の疲労」のことだった！ 疲労のメカニズムと、疲労解消の実践術を提示する。

安倍官邸とテレビ
砂川浩慶　0830-A

「免許事業」であるテレビ局を揺さぶり続ける安倍官邸。権力に翻弄されるテレビ報道の実態を示す。

普天間・辺野古 歪められた二〇年
宮城大蔵／渡辺 豪　0831-A

「返還合意」が辺野古新基地建設の強行に転じたのはなぜか？ 不可解な普天間・辺野古の二〇年に迫る！